Dr. med. Sigrid Flade

W0048573

Übergewicht natürlich behandeln

- Störungen im Organismus als Ursachen von Gewichtsproblemen
- Hilfe durch die Biologische Medizin
- Der neue Weg, natürlich schlank zu werden

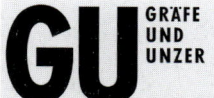

GRÄFE
UND
UNZER

Wichtiger Hinweis

Einzelne von der Autorin vertretene Auffassungen von den psychosomatischen Zusammenhängen der Funktionen des menschlichen Körpers und ihrer gegenseitigen Wechselwirkungen weichen von jenen der allgemein anerkannten medizinischen Wissenschaft ab.

Jeder Leser ist aufgefordert, in eigener Verantwortung zu entscheiden, ob und inwieweit die in diesem Buch dargestellten Maßnahmen und Möglichkeiten ihm dabei helfen können, das für ihn ideale Gewicht zu erreichen und zu halten.

Gewichtsveränderungen, ob unwillkürlich oder willkürlich, bedeuten immer auch eine Veränderung des Stoffwechselgeschehens. Beachten Sie deshalb bitte auch die Hinweise im Text, wann Sie einen Arzt zu Rate ziehen sollten.

Inhalt

Abnehmen beginnt im Kopf 82

Über Ihr Unterbewußtsein 89

Die lieben Mitmenschen 95

Abnehmen bei Kindern 97

Übergewicht und Eßsucht 99

Ein Wort danach 103

Zum Nachschlagen 104

Ein Wort zuvor

Dieses Buch schreibe ich nicht für diejenigen, denen nach allzu viel weihnachtlichem Stollen oder nach Spaghetti-Orgien im Urlaub Rock oder Hose zu eng geworden sind. Ihnen helfen gewöhnlich schon ein paar Tage Zurückhaltung nach dem Motto: »F.d.H. (Friß die Hälfte!)«.

Dieses Buch schreibe ich vielmehr für all die Leidensgenossen, die jahrelang, ja oft ein Leben lang einen zähen und verzweifelten Kampf gegen ihre schwellenden Fettpolster führen – einen Kampf, der von wenigen meist kurzlebigen Siegen, vor allem aber von einer nicht enden wollenden Kette deprimierender Niederlagen begleitet ist.

Ich schreibe dieses Buch für alle, die sich fragen, warum gerade sie mit Gewichtsproblemen geschlagen sind, wo andere doch so viel mehr essen und dabei kein Gramm zunehmen . . .

Für diejenigen, deren Bücherregale sich biegen unter der Last der vielen Diät-Ratgeber, und die als Lohn ihrer Entbehrungen dann enttäuscht feststellen müssen, daß sie die mühselig heruntergehungerten Pfunde bald wieder zugenommen haben . . .

Für diejenigen, die durch die Sticheleien oder die vielsagenden Blicke ihrer Mitmenschen schon derart genervt sind, daß ihr Selbstbewußtsein einen schweren Knacks davongetragen hat, und die doch in ihrem tiefsten Inneren spüren: Diese Pein kann nicht allein mit Willensschwäche erklärt werden. Es muß dafür einen verborgenen Grund geben!

Sie haben recht. Es gibt dafür sogar gleich mehrere Gründe!

Ursachen für Übergewicht beseitigen

Davon soll in diesem Buch die Rede sein. Denn nur wer die Wurzeln des Übels ausgräbt, wer die Ursachen aufspürt und beseitigt, wird eine dauerhafte Normalisierung seines Gewichts erreichen. Gerade darauf kommt es mir an. Patentrezepte nach der Hauruck-Methode »In acht Tagen fünf Kilo weniger« gibt es genug.

Mein Anliegen in diesem Buch ist, Ihnen einen Überblick darüber zu geben, welche Entgleisungen in Ihrem Körper Sie anfällig für Gewichtsprobleme machen könnten. Die Schwerpunkte liegen nämlich bei jedem individuell etwas anders. Ihre eigene Beobachtungsgabe und entsprechende Untersuchungen, zu denen ich Ihnen rate, werden Ihnen jedoch unschwer den richtigen Weg weisen, um eine langsame, aber stetige Gewichtsreduzierung zu erreichen und – was ebenso wichtig ist! – das neue Gewicht auch zu halten.

Als Ihr Begleiter auf diesem Weg verstehe ich mich einerseits deshalb, weil mir seit meiner Umstellung vom rein schulmedizinischen auf das ganzheitliche Denken der Biologischen Medizin manche Zusammenhänge über Ursachen und Möglichkeiten der Abhilfe bei Übergewicht klar geworden sind.

An der Universität wurde dieses komplexe Thema auf die allzu einfache Formel gebracht: Wer zu dick ist, frißt zuviel! – oder, um es etwas fachlicher auszudrücken: Er konsumiert zuviel Kalorien. Ganz so simpel funktioniert unser Körper aber nun einmal nicht. Darum ist einem übergewichtigen Menschen mit dem Ratschlag, weniger zu essen, eben auch so selten gedient.

Übergewicht durch zu viele Kalorien?

Um es an dieser Stelle schon deutlich vorwegzunehmen: Bei den meisten ist das Gewichtsproblem durchaus nicht, oder nicht nur, eine Sache von zu vielen Kalorien. Auf dem Weg, den ich Ihnen empfehle, können Sie deshalb das Zählen von Kalorien getrost vergessen. Das wird Sie, wie ich hoffe, zunächst einmal bereits erleichtern und zum Studieren dieses Buches motivieren.

Jedoch nicht nur als Ratgeber mit einem über Jahre hinweg zusammengetragenen Fachwissen auf diesem Gebiet möchte ich mich Ihnen empfehlen, sondern auch als Leidensgefährtin! Auch ich habe einen jahrzehntelangen Kampf mit der Waage und mit mir selbst ausgefochten, bis ich erkannte, wie dem Problem Übergewicht am besten beizukommen ist. Experte wird man vor allem wohl dann, wenn man selbst betroffen ist.

So können Sie sicher sein, daß alles, was Sie in diesem Buch lesen, nicht nur vielfach an meinen Patienten erprobt ist, sondern nicht zuletzt auch am eigenen Leibe. In meinen Erfahrungen und Beobachtungen werden Sie sich häufig selbst wiederfinden und, so hoffe ich, Mut fassen, einen neuen Versuch zu wagen. Er wird sich lohnen – vorausgesetzt, Sie lassen es nicht an Geduld und Konsequenz fehlen.

Herzlich zu danken habe ich Herrn Carl Hermann Ebbinghaus für die engagierte und sachkundige Überarbeitung des Buchmanuskripts.

Rund um die Taille

Versuch einer Klärung:
Das richtige Gewicht

Wann kann man von Übergewicht sprechen?
Da der Mensch keine Maschine ist und die Grenzen des »Normalen« im biologischen Bereich fließend sind, kann und soll hier kein starrer Maßstab angelegt werden: Die Versuche der wissenschaftlichen Medizin, die Menschen in ein Gewichts-Schema zu pressen, sind deshalb von vornherein von äußerst zweifelhaftem Wert. Als Anhaltspunkte sollen die beiden Begriffe, die es Ihnen gestatten, Ihr eigenes Gewicht in etwa einzuordnen, hier dennoch genannt werden:

Normal-gewicht Das *Normalgewicht* wurde von dem französischen Arzt *Broca* festgelegt und errechnet sich nach der Formel: Körpergröße in Zentimeter minus 100 = Normalgewicht.
Allerdings ist diese Formel nur eine brauchbare Richtschnur für Frauen mit einer Größe zwischen 1,60 m und 1,75 m, für Männer zwischen 1,70 m und 1,80 m. Kleinere Menschen dürfen etwas mehr, größere sollten etwas weniger wiegen.

Das *Idealgewicht* bezeichnet das Normalgewicht nach Broca minus 10 Prozent bei Männern und minus 15 Prozent bei Frauen. Ist eine Frau also 1,70 m groß, werden jetzt von den 70 Kilogramm 10,5 abgezogen = 59,5 kg. Errechnet wurde diese magische Prozentzahl aus der statistisch größten Lebenserwartung der Mitglieder einer amerikanischen Versicherungsgesellschaft. Millionen Frauen haben sich mittlerweile damit abgequält, sich auf ihr »Idealgewicht« herunterzuhungern. Doch plötzlich steuerten die Wissenschaftler wieder dagegen – nach einer neueren Statistik waren nun sogar jene am gesündesten, deren Gewicht bis 20 Prozent über dem Normalgewicht lag. Wieder einmal gibt dieser wissenschaftliche Kurswechsel Anlaß, Statistiken und deren Auslegung mit großem Mißtrauen zu betrachten. **Ideal-gewicht**

Das für Sie richtige Gewicht Das für Sie richtige Gewicht können Sie meiner Ansicht nach am besten einschätzen, indem Sie das Normalgewicht einsetzen und einen Spielraum von fünf Prozent nach unten oder oben einräumen.
Dabei spielt es eine große Rolle, wie stark Ihr Körperbau ist. Sind Sie zartgliedrig mit schlanken Knöcheln und schlanken Handgelenken, setzen Sie die untere Grenze ein; gehören Sie dagegen eher zu einem stabilen Typ mit grobknochigen Gelenken, orientieren Sie sich an der oberen Grenze.

Hilfreich ist auch die Erinnerung, wieviel sie wogen, als Ihr Gewicht Ihnen noch kein Kopfzerbrechen machte. Berücksichtigen Sie aber dabei, daß Sie in mittlerem oder höherem Lebensalter nicht unbedingt das Gewicht Ihrer Backfischzeit zugrunde legen dürfen, als Ihr Verehrer Ihre Taille noch mit den Händen umspannen konnte. Daß Sie Ihre Kleidung im Laufe der Jahre um eine oder zwei Nummern größer kaufen müssen, ist vollkommen normal.

Wieviel wollen Sie abnehmen?

Legen Sie keine zu strengen Maßstäbe an, seien Sie ein wenig nachsichtig mit sich selbst, wenn Sie sich jetzt überlegen, wieviel Sie wirklich abnehmen wollen.

Das Ziel nicht zu hoch stecken

Wer sich sein Ziel zu hoch steckt, läuft Gefahr, es nicht zu erreichen. Bedenken Sie außerdem, daß Sie leider nicht nur an Ihren Problemzonen abnehmen, also an Bauch, Hüfte, Po und Oberschenkeln, sondern auch im Gesicht und am Hals.

Zwar spielt dies in jungen Jahren keine Rolle, und auch bei Älteren strafft sich das Gewebe wieder, unterstützt von Gesichtsmassagen und Feuchtigkeitspackungen. Zunächst aber kann es passieren, daß Ihnen die Freundin, statt Ihre schlanken Hüften zu bewundern, ins Gesicht blickt und spitz bemerkt: »Du bist aber schmal geworden!«, was nichts anderes heißen soll als: »Du bist aber faltig geworden!« Dies hatten Sie nun doch eigentlich nicht bezwecken wollen.

Abnehmen, aber mit »Augenmaß«

Und so heißt es denn bei Ihrem Vorsatz abzunehmen, ein vernünftiges Augenmaß zu behalten. Steigen Sie nicht auf den Zug auf, in dem viele heute einem utopischen Schlankheitsideal nachjagen – einem Ideal, das zu Zeiten des legendären, spindeldürren Fotomodells Twiggy von den Modeschöpfern kreiert wurde und seitdem in den Köpfen viel zu vieler Frauen herumspukt. Stehen Sie vielmehr selbstbewußt zu Ihren natürlichen weiblichen Rundungen, die im übrigen von den Männern sehr wohl geschätzt werden.

Natürlich sollen die Formen nicht »ins Kraut schießen«, sondern einen ästhetischen Anblick bieten. Das trotzige »Wir sind rund – na und?« ist zwar auch eine Möglichkeit, damit umzugehen, aber eben doch das andere Extrem und sicher nicht Ihr Ideal. Sonst hätten Sie ja nicht dieses Buch gekauft.

Bei welchem Gewicht fühlen Sie sich wohl?

Besser als alle Rechenexempel bringt Sie die Überlegung weiter, bei welchem Gewicht Sie nicht nur gut aussahen, sondern sich auch rundherum wohlgefühlt haben. Für jeden individuell verschieden ist dies meist eine bestimmte, recht genau umschreibbare Gewichtsspanne. Fragen Sie Ihren Körper danach! Er weiß, wie in so vielem anderen, die Antwort.

Auf unseren Körper zu hören, uns in ihn einfühlen, statt ihn zu vergewaltigen, die Vorgänge besser verstehen, mit denen er uns am Leben erhält – das ist im übrigen ein Hauptanliegen dieses Buches. Wie wenig Aufmerksamkeit schenken wir doch diesem wunderbaren Instrument, das uns täglich treu dient und erst dann aus der Façon gerät, wenn wir allzu unvernünftig mit ihm umgehen.

Es wird daher in den folgenden Kapiteln viel davon die Rede sein, welche Fehler beim Essen, in Ihrer Lebensführung, aber auch in Ihrem Denken dazu geführt haben, daß Sie Ihr Anblick im Spiegel heute nicht mehr freut, und Sie sich in Ihrer Haut nicht mehr richtig wohlfühlen.

Wirksame Abhilfe können Sie nur dann schaffen, wenn Sie die Ursachen für Ihr Übergewicht erkennen. Sonst bleibt jede Abmagerungskur ein vorübergehender Scheinerfolg, der Ihnen außer einem frustrierenden »Rauf – Runter – Rauf«, dem bekannten *Jo-Jo-Effekt*, nichts einbringt.

Erkennen Sie die Ursache für Ihr Übergewicht

Viele von Ihnen werden diese Erfahrung schon am eigenen Leibe gemacht haben: Unter diesem oder jenem Diät-Regime haben Sie glücklich einige Kilo abgenommen, aber schon nach kurzer Zeit ist alles wieder beim alten. Oder Sie haben sich kasteit und gehungert, aber am Ende war das Ergebnis auf der Waage eine böse Enttäuschung, denn die Anzeige hat sich kaum verändert.

Auch hierfür gibt es Gründe, die ich Ihnen erklären werde. Mein Ziel dabei ist es, Sie schrittweise aus dem deprimierenden Wechselspiel des Abnehmens und Wiederzunehmens herauszuführen.

Warum werden Sie dick?

Entgleisung
des Stoff-
wechsels –

Sehen wir uns zunächst einmal an, welche Entgleisungen in Ihrem Körper passiert sein müssen, damit die unschönen Fettpolster entstehen konnten. Sie sind Ihnen ja nicht von einer bösen Fee auf die Hüften gezaubert worden, sondern vielmehr sichtbarer Ausdruck für tiefergelegene Störungen, von denen Sie nicht unbedingt etwas merken müssen. Denn Schmerzen, diese wichtigen Warnsignale unseres Körpers, sind damit ja meist nicht verbunden. Leider, bin ich fast versucht zu sagen, sonst hätten Sie vielleicht schon früher die richtigen Konsequenzen gezogen.

– die der
Körper selbst
ausgleicht

Im Grunde genommen ist das Übergewicht nur eine Kompensationsmaßnahme des Organismus, mit der er Ihnen Schlimmeres erspart. Das erstaunt Sie vielleicht. Denn bei oberflächlicher Betrachtung mögen Ihnen diese unerfreulichen Rundungen und Wölbungen, die Ihre Silhouette verunzieren, als rechte Gemeinheit Ihres Körpers vorkommen, mit denen er Ihnen hinterhältig einen Streich spielt.

Empfinden wir nicht ähnlich auch bei anderen körperlichen Störungen? Schnupfen, Husten, Durchfall, Fieber kommen uns doch auch häufig nur als eine ärgerliche Panne vor. Unser Organismus funktioniert eben nicht richtig, sagen wir uns, weil er uns diese lästigen Symptome beschert, die uns daran hindern, uns des Lebens zu freuen oder unserer Arbeit nachzugehen.

In Wirklichkeit jedoch sind diese Symptome Ausdruck angestrengter Bemühungen unseres Organismus, mit denen er versucht, das nötige Gleichgewicht lebenswichtiger Vorgänge zu bewahren. Auch wenn wir vorübergehend unter den Anzeichen dieser Bemühungen leiden, sollten wir unserem Körper dafür eher dankbar sein.

Selbsthilfe-
maßnahmen

Übergewicht durch Stoffwechselstörungen

Auch bei Übergewicht handelt es sich nur um »das kleinere Übel«, das unser Organismus gewählt hat, um entgleiste Körperfunktionen auf diese Weise zu stabilisieren.

Das wird Sie vermutlich wundern. Ihnen fehlt doch nichts, außer daß Sie ein paar Kilo zuviel auf die Waage bringen – meinen Sie. Trotzdem handelt es sich um ein untrügliches Zeichen dafür, daß grundlegende Stoffwechselvorgänge in Ihrem Körper gestört sind!

Wer ein bißchen gründlicher in sich hineinhorcht, wird vielleicht doch auf eine Reihe von Unpäßlichkeiten oder Beschwerden stoßen, die zwar nicht schwerwiegend sein müssen, aber sehr wohl ein Indiz für die Richtigkeit dieser These darstellen.

Haben Sie Beschwerden dieser Art? Wie sieht es beispielsweise bei Ihnen aus mit *Blähungen, Verstopfung, Völlegefühl, Sodbrennen* oder *Magendrücken*; mit *Kopfschmerzen, Migräne, Müdigkeit, Reizbarkeit, depressiver Verstimmung;* mit *Antriebslosigkeit, Schlafstörungen, hohem Blutdruck* oder *Gelenkbeschwerden?* Fehlanzeige? Dann haben Sie bisher Glück gehabt! Denn viele Ihrer Leidensgenossen plagen sich zu ihrem Gewichtsproblem mit diesen kleineren oder größeren Wehwehchen.

Ich will Ihnen auf den folgenden Seiten zeigen, welche gemeinsame Wurzel diesen und dem Übergewicht zugrundeliegt. Und daß Ihr Körper trotz der ungeliebten, überflüssigen Pfunde, die er Ihnen beschert hat, nicht Ihr Feind, sondern Ihr Freund ist – ein Freund, den etwas näher kennenzulernen durchaus lohnt.

Dabei werde ich Sie nicht mit einer Nachhilfestunde in Biologie langweilen. Das wichtigste Grundwissen darüber, wie unser Stoffwechsel funktioniert, möchte ich Ihnen jedoch ins Gedächtnis rufen. Denn wenn Sie verstehen sollen, was in Ihrem Körper schiefgelaufen ist, so daß sich Ihre Fettpolster entwickeln konnten, müssen Sie erst einmal wissen, wie sich die Natur einen reibungslosen Ablauf unserer Körperfunktionen gedacht hat. **Zusammenhänge erkennen**

Unser Organismus: Ein kompliziertes Wunder

Vielleicht können Sie, anders als zur Schulzeit, aus Ihrer heutigen Sicht ein wenig besser nachempfinden, was für ein schier unvorstellbares Wunderding unser Organismus ist, der uns Tag für Tag am Leben erhält – und dies ohne viel Aufhebens, sozusagen in aller Stille und Bescheidenheit.

Wußten Sie das? Stellen Sie sich allein die Tatsache vor, daß in unserem Körper pro Sekunde (!) sage und schreibe dreißigtausend verschiedene Stoffwechselvorgänge ablaufen! Ein wahrhaft gigantischer Aufwand, den die Natur hier betreibt, um den menschlichen Körper zu erhalten.

Ermöglicht wird unser Leben durch einen höchst raffinierten und vielfältigen Prozeß, durch den unsere Nahrung in Energie umgewandelt wird, eben durch unseren Stoffwechsel, der in zwei Phasen abläuft.

Verdauung

• Der erste Abschnitt betrifft die Verdauungsvorgänge in unserem Magen-Darm-Trakt. Hier werden die Nahrungsmittel in ihre Bestandteile zerlegt, so daß deren einzelne kleinste Bausteine über die Darmwand ins Blut aufgenommen werden können.

• In der zweiten Phase werden diese Nahrungsbausteine dann so umgewandelt, daß daraus Energie, der Betriebsstoff unseres Körpers, und Abfallstoffe entstehen, also Schlacken, die hauptsächlich über die Nieren aus dem Organismus ausgeschieden werden.

Energiegewinnung

Sie werden sehen, daß sich in den Ablauf dieser Vorgänge Fehler und Pannen einschleichen können, die unter dem Motto »Kleine Ursachen – große Wirkungen« neben allen möglichen anderen Störungen letzten Endes auch Übergewicht zur Folge haben.

Auch wird Ihnen klar werden, wie häufig wir selbst durch Unkenntnis oder Nachlässigkeit dazu beitragen, solche Störungen zu verursachen. Das gilt vor allem für die »Sünden«, die wir an unseren Verdauungsorganen begehen. Eine ungenügende, unvollständige Verdauung nämlich ist genau der Boden, auf dem später die Pfunde wuchern.

Das A und O
ist die Verdauung

Ein Frühstück verwandelt sich in Energie

Verfolgen wir einmal Ihr Frühstück – bestehend aus Honigbrot, einem Ei, einem Apfel und einer Tasse Kaffee – auf dem Weg zur reinen Energie, mit der Sie dann an Ihrem Arbeitsplatz zur Freude Ihres Chefs das Bruttosozialprodukt steigern.

Die Verdauung beginnt im Mund

Die erste Station der Verdauung findet in Ihrem Mund statt. Durch Kauen zerkleinern Sie Ihr Frühstück mechanisch, durch das im Speichel enthaltene Enzym *Ptyalin* findet bereits eine Vorverdauung der Kohlenhydrate statt, also Ihres Honigbrotes und des Apfels.

Unter Enzymen versteht man Hilfsstoffe, die bei allen Stoffwechselvorgängen im Körper mitwirken. Ohne sie wären die damit verbundenen vielfältigen chemischen Reaktionen gar nicht möglich.

Haben Sie es eilig, um den Bus noch rechtzeitig zu erwischen, nimmt das Verhängnis bereits seinen Anfang. Sie kauen schlecht, schlingen das Frühstück hastig herunter und spülen es mit der Tasse Kaffee über die Speiseröhre in den Magen.

Folgen von Hektik

Da der Speisebrei dort zwei Stunden und länger verweilt, kommt es zu Völlegefühl, Blähsucht und auf die Dauer zu einem Magenschleimhaut-Katarrh. Schließlich erschlafft die Magenwand, und eines Tages stellt der Arzt einen Senkmagen fest, der bis ins kleine Becken herunterhängen kann.

»Gut gekaut ist halb verdaut!« sagt der Volksmund ganz richtig – am besten 30mal pro Bissen! Das gelingt einem aber kaum mit der weichen Zivilisationskost, die geradewegs zum Herunterschlingen ermuntert. Ein Grund, sich nicht nur gut zu überlegen, *wie* man ißt, sondern auch *was* man ißt. Darauf werden wir später zurückkommen (→ Seite 37).

Gründlich kauen

Das gründliche Kauen müssen Sie bewußt trainieren, bis es Ihnen zur Gewohnheit geworden ist. Denn die Vorverdauung der Kohlenhydrate, die im Mund versäumt wurde, läßt sich im Magen nicht nachholen.

Mangel an Magensäure behindert die Verdauung

Im Magen wird vor allem die Eiweißverdauung eingeleitet (Eier, Fleisch, Fisch, Milch, Käse, Joghurt). Diese Aufgabe obliegt dem Enzym Pepsin. Besonders wichtig ist, daß bestimmte Zellen in der Magenschleimhaut genügend Magensäure absondern. Es handelt sich dabei um *Salzsäure*. Sie hat die Aufgabe, Pepsinogen, die Vorstufe, auf chemischem Wege in das wirksame Pepsin umzuwandeln. Hier passiert nun oft die zweite Panne:

Zu wenig Magensäure? Durch einen Mangel an Magensäure wird zu wenig *Pepsin* gebildet. Ihr Frühstücksei wird nicht richtig verarbeitet, es bleibt stundenlang im Magen liegen – neben dem vor sich hingärenden, weil schlecht gekauten Honigbrot. *Sodbrennen* und *Völlegefühl* können die Folge sein. Auch ein schlechter, pappiger Geschmack im Mund oder das Gefühl, daß Ihnen das Essen nach der Mahlzeit wie Zement im Magen liegt, kann ein Hinweis auf zu wenig Magensäure sein.

Ist sie in ausreichendem Maß vorhanden, unterbindet die Salzsäure solche Gärungs- und Fäulnisvorgänge. Gleichzeitig tötet sie auch mitaufgenommene Bakterien ab. Darum befallen Darminfektionen, auch während des Urlaubs in südlichen Ländern (!), vor allem magenschwache Menschen.

So stellen Sie Magensäuremangel fest

Eine einfache Prüfung der Magensäure können Sie selbst vornehmen: Sie bestellen bei der Apotheke 29, Karlstraße 29, 76133 Karlsruhe, eine Packung *Desmoid-Pillen* und nehmen sie genau so ein, wie es auf dem Beipackzettel beschrieben ist.

Die Pillen enthalten je ein mit einem Catgut-Faden abgebundenes Mini-Beutelchen mit *Methylenblau*. Ist genügend Magensäure vorhanden, wird der Catgut-Faden im Magen angedaut, der Beutel öffnet sich, das Methylenblau wird vom Organismus aufgenommen und über den Urin ausgeschieden, der sich nun blau-grün verfärbt hat.

Selbsttest mit Farbstoff

Ist in Ihrem Magensaft keine oder zu wenig Salzsäure enthalten, wird der Catgut-Faden nicht angedaut werden, der Beutel öffnet sich nicht, eine Verfärbung des Urins tritt nicht auf. In diesem Fall haben Sie bereits einen schwerwiegenden Fehler in Ihrem Verdauungsablauf festgestellt, der sich im Dünndarm fortsetzen wird. Denn hier kann die im Magen mangelhafte Vorverdauung oft nicht mehr nachgeholt werden.

Ursache für eine fehlende oder mangelhafte Magensäureproduktion kann Zinkmangel sein oder eine Entgleisung des Säure-Basen-Haushalts (→ Seite 23) des Körpers.

Der Arzt kann helfen

● Fällt die Desmoid-Probe nicht normal aus, verfärbt sich der Urin also nicht, sollten Sie dieses Ergebnis Ihrem Arzt mitteilen. Er wird dann den Gründen nachgehen, Ihnen aber zumindest ein Präparat verschreiben, durch das Ihrem Körper von außen die fehlende Säure zu jeder Mahlzeit zugeführt wird, um Ihre Magenverdauung zu normalisieren.

Zentrum unserer Verdauung: Der Dünndarm

Nach der Vorbereitung durch die Verdauungsvorgänge in Mund und Magen vollzieht sich im Dünndarm, der, durch den Magenpförtnermuskel getrennt, sich dem Magen anschließt, der wichtigste Abschnitt der Aufspaltung unserer Nahrungsmittel. Hieran sind in harmonischem Zusammenspiel viele verschiedene Faktoren beteiligt.

Aufspaltung Nahrungsmi

Die *Bauchspeicheldrüse* (Pankreas) übernimmt dabei eine Hauptrolle. Sie sondert für alle drei Hauptnährstoffe unserer Nahrung Enzyme ab: *Amylase* für die Kohlenhydrate, *Lipase* für die Fette und *Trypsin* für das Eiweiß. Diese Enzyme gelangen mit dem Saft der Bauchspeicheldrüse in den Dünndarm.

Gleichzeitig ergießt sich die in der Gallenblase gespeicherte Gallenflüssigkeit in den Dünndarm. Sie ist vor allem wichtig zur Vorbereitung der Fette für den Verdauungsprozeß, der im wäßrigen Milieu abläuft. Da Fette aber nicht wasserlöslich sind, werden die großen Fetttropfen zunächst durch die Gallensäure in kleinste Tröpfchen zerteilt, damit die Bauchspeichel- und Darmsäfte das Fett aufspalten können.

Wichtig: das harmonische Zusammenspiel

Der Dünndarm ist die Zentrale unserer Verdauung. Hier wird unsere Nahrung endgültig aufgeschlossen und ihre Bestandteile gelangen in Blut und Lymphe. Drei Liter Darmsaft werden von speziellen Drüsen in der Darmschleimhaut, den *Lieberkühndrüsen*, täglich abgesondert, um dieser Aufgabe gemeinsam mit Gallenflüssigkeit und dem Saft der Bauchspeicheldrüse gerecht zu werden. Durch die Längs- und Ringmuskulatur, mit der die Darmwand ausgestattet ist, werden Pendelbewegungen ausgelöst, mit denen der Darminhalt ständig hin und herbewegt und mit den Verdauungssäften gründlich durchmischt wird. In einer einzigen Darmschlinge geschieht dies mehrere hundert Male, bis der Speisebrei durch eine Wellenbewegung (Peristaltik) der

16

Darmmuskulatur in die nächste Darmschlinge befördert wird, wo sich der gleiche Vorgang vollzieht.

Ist die Aufspaltung der Nahrung in ihre kleinsten Bausteine – *Zucker*, *Aminosäuren* und *Fettsäuren* – abgeschlossen, werden sie ins Blut geschleust. Auch hierfür hat sich die Natur etwas Raffiniertes einfallen lassen: Vier bis fünf Millionen (!) kleiner Ausstülpungen der Darmschleimhaut, die Zotten, sorgen für eine gewaltige Oberflächenvergrößerung der Darmwand auf insgesamt dreihundert Quadratmeter. Zucker und Aminosäuren werden durch das darin enthaltene feine Geflecht an Blutgefäßen aufgenommen, die Fettsäuren durch ein zentrales Lymphgefäß, von wo sie direkt in die Gewebsflüssigkeit (Lymphe) gelangen.

Wenn es im Dünndarm gärt

Auch im Dünndarm können die Verdauungsvorgänge empfindlich beeinträchtigt und damit Gesundheitsstörungen verursacht werden, an deren Ende nicht selten Übergewicht steht.

Werden die Nährstoffe nur unzulänglich aufgespalten, entstehen Gärungszustände, bei denen im Dünndarm Säuren gebildet werden, die dort nichts zu suchen haben. Die Säuren reizen die empfindliche Darmschleimhaut, wodurch diese alsbald eine entzündliche Rötung aufweist. **Unzulängliche Aufspaltung**

Auch die feinen Nervenenden in der Dünndarmwand, die die Darmbewegungen steuern, werden dadurch aus dem Gleichgewicht gebracht. Hektische Aktivität der Darmmotorik wird ausgelöst, kenntlich an kollernden Geräuschen. Die Folge ist nicht selten ein »innerer Durchfall«, bei dem der nur halbverdaute Speisebrei überstürzt aus dem Dünndarm in den Dickdarm weiterbefördert wird. Nicht immer merkt man etwas davon, denn im Dickdarm kann der Speisebrei dann erst einmal liegenbleiben. **»Innerer Durchfall«**

● Häufig aber ist eine solche Gärung im Dünndarm an hellgelben, ungeformten, also breiigen Stühlen kenntlich, die einmal bis mehrmals am Tag entleert werden. Gleichzeitig treten Blähungen auf. **Beschwerden**

Frage ich in der Praxis meine Patienten nach diesem weitverbreiteten Symptom, ernte ich meist verständnisinnige Zustimmung, auch und gerade von Übergewichtigen. Ja, Blähungen, einen unangenehm aufgetriebenen Bauch und Völlegefühl haben die meisten, übrigens auch schon Kinder!

17

Bauchformen verraten Verdauungsstörungen

Am äußeren Erscheinungsbild läßt sich oft ablesen, ob eine solche chronische Dünndarmstörung mit Blähsucht vorliegt.

Es ist das Verdienst von Dr. F.X. Mayr – der die nach ihm benannte, bekannte Diät entwickelt hat (→ Seite 72) –, die möglichen Formen beschrieben zu haben, die Bäuche durch innere Gasansammlung annehmen können.

Auch für Sie leicht zu erkennen

Dabei stellt sich gleichzeitig auch immer eine typische Körperhaltung ein: So gibt es beispielsweise den *Gas-Kotbauch*, den *Sämann* mit nach vorne herabhängenden Schultern und vorgetriebenem Unterbauch und den *Großtrommelträger*, der mit durchgedrücktem Kreuz seinen Bauch wie ein Ereignis vor sich herträgt. Betrachten Sie einmal Ihre seitliche Silhouette im Spiegel: Wölbt sich da nicht verdächtig der Bauch vor, selbst wenn noch eine Schicht »Babyspeck« das ihre dazutun mag?

Ursachen und Folgen einer Dünndarmstörung

Wieso können sich solche Gärungsvorgänge im Dünndarm überhaupt entwickeln? Bei der Beantwortung dieser Frage dürfen sich die meisten von uns leider einmal gewaltig an die eigene Nase fassen! Denn schuld sind in erster Linie unsere falschen Eßgewohnheiten, mit denen wir unser Verdauungssystem überlasten, so daß es am Ende geschwächt »in die Knie geht« und uns den Dienst versagt.

Falsche Eßgewohnheiten

> Um es deutlich vorwegzunehmen: Wir essen viel zu viel, zu Verschiedenes durcheinander, zu süß, zu hastig und zu spät am Abend! Ganz zu schweigen von der Schädigung unseres Darmmilieus durch regelmäßigen Alkoholkonsum, Nahrungsmittel-Zusatzstoffe und Pestizidrückstände. Durch all diese Faktoren überlasten wir gewohnheitsmäßig unser Verdauungssystem, das damit eben irgendwann nicht mehr fertigwerden kann.

Wie Sie es richtig machen können, und wie Sie Ihre Eßgewohnheiten umstellen sollten, erfahren Sie in einem späteren Teil des Buches (→ Seite 46).

Nährstoffmangel

Natürlich haben die Gärungsvorgänge im Dünndarm infolge mangelhafter Verdauung Konsequenzen für unseren Körper. Vor allem werden zu wenig Nährstoffe, nämlich zu wenig Mineralien, Spurenelemente und Vitamine, aufgenommen. Der Körper leidet also Mangel, selbst wenn Sie mehr als nötig essen.

Beschwerden Die Folgen sind *Müdigkeit*, *Blässe*, *Reizbarkeit*, *Konzentrationsschwäche*, *Wadenkrämpfe*, *Infektanfälligkeit* und schließlich *Darmgeschwüre*. Im Kapitel über die Gewebeverschlackung (→ Seite 21) werde ich darauf zurückkommen.

Endstation Dickdarm

Der Dickdarm ist zwar das Schlußlicht in der Kette unserer Verdauungsorgane, verdient aber darum nicht weniger Aufmerksamkeit. Ihm fällt die Aufgabe zu, den Speisebrei einzudicken. Über seine Schleimhaut werden Wasser und Salz in den Organismus zurückgeholt, damit sie nicht verlorengehen. Ist der Eindickungsprozeß abgeschlossen, wird der Kot durch entsprechende Darmbewegungen in den Enddarm weiterbefördert. Hier löst er einen Reiz aus, der zur Entleerung führt.

Die Aufgaben des Dickdarms

> Auch der Dickdarm ist bei vielen Patienten, nicht zuletzt bei den Übergewichtigen, Notstandsgebiet. Ihnen macht vor allem chronische Verstopfung zu schaffen.

Normalerweise sollten die Überbleibsel Ihres Frühstücks nach 24 bis 36 Stunden ausgeschieden sein. Eine Entleerung am frühen Morgen ist normal, denn zwischen 5.00 und 7.00 Uhr morgens hat der Dickdarm seine energetisch aktivste Phase.

Darmträgheit Viele Menschen haben nur jeden zweiten oder dritten Tag eine Entleerung, ein untrügliches Zeichen für eine Darmträgheit. So mancher wiegt sich aber auch in falscher Sicherheit: Zwar hat er jeden Tag regelmäßig Stuhlgang, nur handelt es sich dabei um das, was vorgestern oder vorvorgestern gegessen wurde.

Eine einfache Probe verschafft Ihnen Klarheit über die Durchgangszeit Ihrer Nahrung: Essen Sie rote Bete, Spinat oder Heidelbeeren und Sie werden genau feststellen können, wann diese wieder zum Vorschein kommen.

Prüfen Sie selbst

Wie giftige Gase entstehen

Eine große Rolle im Dickdarm spielen die normalen Darmbakterien, auch als *Symbionten* bezeichnet, weil sie einerseits von unserem Körper profitieren, umgekehrt wir aber auch von ihnen.

Die Anregung des in der Darmwand befindlichen Immungewebes und damit die Stärkung unserer Abwehrkräfte ist nur ein Gebiet ihres segensreichen Wirkens.

Eine Beeinträchtigung der nützlichen Darmbakterien, von denen 1 Gramm Stuhl ungefähr 500 Millionen (!) enthält, hat meist Verdauungsstörungen zur Folge wie *Durchfall*, *Blähungen*, aber auch *Verstopfung*.

Gestörtes Darmmilieu

In einem so gestörten Milieu überwuchern sehr rasch andere Keime, die normalerweise nicht in den Darm gehören, zum Beispiel Fäulniserreger. Sie spalten Eiweißstoffe aus dem Stuhl auf und produzieren dabei giftige Gase, die einerseits direkt die Darmmuskulatur lähmen und dadurch eine hartnäckige Verstopfung verursachen, andererseits aber auch in den Organismus gelangen.

Beschwerden

Die Folgen sind *Müdigkeit, mangelnde Leistungsfähigkeit, Blässe, Konzentrationsschwäche, Reizbarkeit, depressive Verstimmungen*.

Selbstvergiftung

Depressionen sind überhaupt eine häufige Begleiterscheinung bei chronischer Verstopfung. Es handelt sich eben tatsächlich um eine regelrechte Selbstvergiftung. Dabei ist unsere Leber, die diese Gifte verarbeiten und unschädlich machen soll, heutzutage durch die vielen Chemikalien aus unserer belasteten Umwelt sowieso schon an oder jenseits ihrer Leistungsgrenze angelangt.

Nicht zuletzt können sich auf dem Boden eines gestörten Dickdarmmilieus *Schleimhautentzündungen* (Colitis), *Ausstülpungen der Darmwand* (Diverticulitis) und, als schlimmste Folge, sogar *Krebs* entwickeln.

Da das Problem Übergewicht praktisch immer mit einer überlasteten Verdauung beginnt, lag mir daran, Ihnen diese Zusammenhänge etwas ausführlicher darzustellen. Im folgenden Kapitel werden Sie erfahren, wie die Funktionsschwäche des Magen-Darm-Systems sich auf Ihr Problem niederschlägt, nämlich unmittelbar auf die wuchernden Pfunde an Bauch, Hüften und Po!

20

Schlacken und Übersäuerung

Unser Bindegewebe – Nahrungsreservoir und Müllhalde

Zu einem letzten Ausflug in die geheimnisvolle Werkstatt unseres Körpers möchte ich Sie einladen, auch wenn der Schauplatz, um den es dabei geht, auf den ersten Blick nicht besonders attraktiv aussieht: Es handelt sich um unser Bindegewebe, das fünfzig Prozent unserer Körpermasse ausmacht.

Die medizinische Wissenschaft betrachtet es noch heute als ein eher uninteressantes Füllsel zwischen den Zellformationen unserer Organe, als reinen Lückenbüßer zwischen so wichtigen »Dienstleistungsbetrieben« wie Herz und Lunge, Nieren und Leber, Magen, Darm und Muskeln.

In Wahrheit erfüllt sich hier unser gesundheitliches Schicksal. Chronische Erkrankungen beginnen – lange bevor sie durch entsprechende Symptome deutlich werden – mit einer Entgleisung der normalen Verhältnisse in eben diesem Bindegewebe. Und in ihm entsteht auch das Übergewicht!

Ein Blick zurück in die primitiven Formen des Lebens, aus denen sich der Mensch als »Krone der Schöpfung« entwickelt hat, verdeutlicht die Funktion des Bindegewebes: Die ersten Lebewesen auf unserer Erde waren die einzelligen Amöben, winzige Meerestierchen, die sich von den im Wasser gelösten Nährsalzen ernähren. Anders als in unserem äußerst komplizierten Organismus ist der Stoffwechsel dieser Urlebewesen denkbar einfach: Sie strudeln das Wasser in sich hinein und stoßen das, was sie davon nicht verwerten können, wieder aus.

Das Bindegewebe nun ist gewissermaßen ein nach innen verlagertes Meer. Es besteht überwiegend aus Wasser und enthält alle wichtigen Nährstoffe, die aus der im Darm verdauten Nahrung über die Blutgefäße dorthin gelangt sind.

Aus dieser Quelle ernähren sich unsere Organzellen. Davon, ob diese Quelle alle lebenserhaltenden Stoffe enthält oder nicht, ob sie rein ist oder vergiftet, hängen die Ernährung unserer Organe und der ungestörte Ablauf all unserer Stoffwechselvorgänge ab. Sie erinnern sich, daß es sich dabei um 30.000 verschiedene Reaktionen pro Sekunde handelt! Es liegt also auf der Hand, daß »Sand ins Getriebe« unseres Körpers gerät, wenn die Verhältnisse in unserem Bindegewebe entgleisen.

Funktion des Bindegewebes

»Lebensquelle« Bindegewebe

Das Bindegewebe stellt jedoch nicht nur ein Nährstoffreservoir für unseren Körper dar, es dient auch als Mülldeponie für Schlakkenstoffe, die bei unserem Stoffwechsel anfallen.

Idealerweise sollten diese Schlacken komplett durch die Hauptausscheidungsorgane aus dem Körper befördert werden. Schafft der Organismus das nicht, entweder weil Niere und Darm in ihrer Funktion geschwächt sind, oder weil zuviel Schlakken anfallen, so wird dieser Abfall – um den Körper vor weiterem Schaden zu bewahren – erstmal im Bindegewebe abgelagert. Dabei lagert sich auch Wasser ein.

»Müllhalde« Bindegewebe

Unzureichende Verdauung (⟶ Seite 14), für die es mancherlei Gründe gibt, leistet diesem Vorgang Vorschub. Einer der Hauptgründe für die unzureichende Verdauung besteht darin, daß wir mehr essen, als unser Körper verarbeiten kann.

Erinnern wir uns an unsere Kindertage! Damals konnten wir riesige Berge in uns hineinschaufeln, an Geburtstagen regelrechte Kuchenschlachten veranstalten – zugenommen haben wir deswegen nicht. Denn damals befanden sich unsere Körperfunktionen noch im Gleichgewicht: Magen und Darm verdauten die Speisen gründlich und perfekt; die Nährstoffe wurden durch die Verdauung gut aufgeschlossen ins Blut aufgenommen und durch den damals noch reibungslos funktionierenden Stoffwechsel ausnahmslos in Energie umgesetzt, die wir auch verbrauchten, weil wir von morgens bis abends herumtoben konnten. Unser Appetit regulierte die Aufnahme der Speisen perfekt!

Gleichgewic

Abgesehen von den erwähnten Kuchenexzessen essen gesunde Kinder nur so viel, bis sie satt sind und unmißverständlich kundtun: »Ich kann nicht mehr!«

Ungleichgewicht

Seit wir erwachsen sind, sieht es anders aus: Wir essen mehr, als wir verdauen und verbrennen können. Der halbverarbeitete und vom Körper nicht verwertete Ballast wird im Bindegewebe abgelagert – und läßt uns durch die entstehenden Wölbungen und Polster, die sich in manchen Fällen zu wahren Gebirgen auswachsen, unförmig werden.

Schon die Orangenhaut an den Oberschenkeln, wie wir sie bei einer *Cellulitis* sehen, ist erstes Anzeichen dafür, daß wir uns mit unserer Ernährung in die falsche Richtung bewegen.

Fettzellen sind immer hungrig

Außer aus den Ablagerungen von Schlacken und Wasser im Bindegewebe bestehen die wuchernden Pfunde aus Fettzellen.

Sie sind selbstverständlich auch beim jungen und schlanken Menschen angelegt.

• Nehmen wir aber mehr Nährstoffe auf, als der Organismus benötigt und verbrennen kann, werden die Kohlenhydrate aus Brot, Zucker, Kuchen, Nudeln, Pizza in Fett umgewandelt und in dieser Form in den Fettzellen im Bindegewebe abgelagert.

• Machen wir eine Abmagerungskur, so entleeren sich die Fettzellen zwar; sie bleiben als solche jedoch erhalten, bereit, sich jederzeit wieder zu füllen. Sie sind einfach immer »hungrig«! Hier heißt es: Wehret den Anfängen!.

Häufig genug werden die Fettzellen schon in der Kindheit herangezüchtet. Schuld daran tragen die Überfütterung mit Kohlenhydraten und die berühmten Ermahnungen, den Teller leer zu essen, auch wenn die Kinder schon satt sind – »damit morgen die Sonne wieder scheint!«. Eine sinnleere Vergewaltigung des natürlichen Regulationsmechanismus, mit dem die Nahrungsaufnahme in der Jugend noch so perfekt gesteuert wird, und eine Erziehung zum Vielfraß, die das Schicksal des übergewichtigen Erwachsenen schon früh programmiert.

Was ich Ihnen damit nahebringen will: Übergewicht ist nicht nur ein Schönheitsfehler! Wer zu dick ist, ist zwar manchmal noch nicht spürbar krank – gesund ist er aber auch nicht mehr!

Denn die ausufernden Körperformen sind ein unmißverständliches Signal für einen gestörten Stoffwechsel in dem für unseren Organismus so wichtigen »Urmeer Bindegewebe«. Sind hier die Verhältnisse nicht mehr ausgewogen, so wird unser Organismus auf den verschiedensten Ebenen in Mitleidenschaft gezogen. Es können vielfältige Beschwerden und Befindlichkeitsstörungen auftreten, aus denen sich dann schließlich handfeste chronische Erkrankungen entwickeln.

Säuren und Basen in unserem Körper

Auch in bezug auf den Säure-Basen-Haushalt unseres Körpers möchte ich Ihnen hier zunächst einiges Grundsätzliche vorausschicken.

Entgleisungen im Bindegewebe sind praktisch immer mit einer unnatürlichen Säuerung verbunden. Was Säuren sind, wissen Sie, wenn Sie an den Geschmack von Zitronen oder Essig denken. Der Säuregrad oder die Stärke der Säure in unserem Organismus wird mit dem Fachausdruck pH-Wert bezeichnet (p = Potenz, H = Wasserstoff, der Hauptbestandteil der Säuren).

Das sind Basen Auch mit Basen (= Laugen) haben Sie es im Haushalt zu tun. Waschlauge ist beispielsweise basisch, ebenso Natronlauge, mit der Sie einen alten Ölanstrich abbeizen können.

Ob es sich bei einer Flüssigkeit um eine Säure handelt oder um eine Base, können wir mit Hilfe eines speziell präparierten Papiers (Lackmusmapier) testen, das dazu kurz in diese Flüssigkeit getaucht wird; bei Säure verfärbt sich blaues Lackmuspapier rot, handelt es sich um eine Base, wird rotes Lackmuspapier blau.

Die Skala, nach der man Säuren und Basen einstuft, reicht von pH 0 bis 1 als dem stärksten Säuregrad über pH 7, den Neutralpunkt, bei dem eine Flüssigkeit weder sauer noch basisch ist (zum Beispiel Wasser), bis pH 14 als Ausdruck für den höchsten basischen Wert. **Werteskala**

Den menschlichen Körper müssen Sie sich als ein riesiges chemisches Labor vorstellen. Säuren und Basen kommen hier schwerpunktmäßig an vielen Einsatzpunkten vor und haben die verschiedensten Aufgaben bei den zahlreichen Stoffwechselvorgängen.

Wohl und Wehe unseres Organismus hängt davon ab, daß in die feine Abstimmung zwischen Säuren und Basen keine Unordnung kommt. Das beginnt schon bei der ersten Station unserer Verdauung, im Mund. Ein zu saurer Speichel hemmt das darin vorkommende Enzym *Ptyalin* (→ Seite 14), das, wie wir schon **Wichtig: optimale Verhältnisse** wissen, für die Vorverdauung der Kohlenhydrate im Mund so wichtig ist. Beispielsweise wird die Umwandlung von Stärke in Zucker am wirkungsvollsten bei einem pH-Wert von 6,9 erreicht. Im Magen dagegen muß für einen störungsfreien Ablauf der Eiweißverdauung ein saures Milieu herrschen. Darum wird von der Magenschleimhaut *Salzsäure* abgesondert. Das für die Eiweißspaltung im Magen verantwortliche *Pepsin* wirkt am besten bei einem pH-Wert von 1,8 bis 3,8.

Wenn die Verdauung unvollständig ist

Anders wieder liegen die Verhältnisse im Dünndarm. Die Säfte aus Bauchspeicheldrüse, Galle und Darmschleimhaut sind allesamt Basen, und die Verdauung im Dünndarm kann nur ordnungsgemäß vonstatten gehen, wenn sie so reichlich abgesondert werden, daß im Dünndarm tatsächlich ein basisches Milieu hergestellt wird. Zunächst einmal ist es natürlich notwendig, daß der aus dem Magen in den Dünndarm entleerte saure Verdauungsbrei neutralisiert wird. Unter Neutralisation versteht man die Aufhebung einer sauren Eigenschaft durch Zusetzen einer Base.

bersäuerung rgt Gefahren

Sicher wird Ihnen klar, welche schwerwiegenden Folgen es hat, wenn zu wenig dieser basenreichen Verdauungssäfte abgesondert werden: In dem zu sauren Dünndarmmilieu laufen die wichtigen Verdauungsvorgänge unvollständig ab. Der Speisebrei gärt und dabei werden Säuren frei; sie gelangen über die Zotten der Dünndarm-Schleimhaut ins Blut.

Und jetzt nimmt das Verhängnis seinen Lauf: Der Körper versucht das Äußerste, um vor allem im Blut den normalen pH-Wert aufrecht zu erhalten, weil schon eine geringfügige Verschiebung in den sauren Bereich mit Lebensgefahr verbunden wäre. Zunächst kann er auf eine Reserve an Basen zurückgreifen, die ihm zur Verfügung steht, vor allem *Natriumbicarbonat*, bekannt als Natron oder Soda. Aber auch *Mineralien* wie Calcium, Magnesium, Natrium und Kalium gehören zum Basenvorrat des Körpers, auf den er zurückgreift, um einen Überschuß an Säuren zu neutralisieren und über die Nieren auszuscheiden.

So hilft sich der Körper selbst

Wird der normale Vorrat zu knapp, so müssen die stillen Reserven herhalten, zum Beispiel wird Calcium aus den Knochen herausgelöst. Der Preis ist aber auf die Dauer hoch, nämlich wenn durch die Knochenentkalkung eine Osteoporose entsteht, die mit erhöhter Brüchigkeit der Knochen, vor allem aber mit starken Wirbelsäulenschmerzen einhergeht.

Osteoporose ch Knochenentkalkung

Und wieder kommt auch die Mülldeponie unseres Körpers, das Bindegewebe, ins Spiel. Hier werden saure Stoffwechselrückstände abgelagert, womit aber auch die natürlichen Verhältnisse im Bindegewebe stark verändert werden. Die Flüssigkeit zwischen den Bindegewebszellen »kippt« durch die Säuren um – ganz so wie die Ostsee oder das Mittelmeer durch das Übermaß eingeleiteter Schadstoffe.

So wirkt sich eine Übersäuerung aus

Die Folgen dieser übermäßigen Gewebesäuerung wirken sich auf vielfältige Weise aus. Der Mediziner sagt dazu »unspezifisch«.

Es kommt zu *mangelnder Leistungsfähigkeit, Antriebs-* und *Konzentrationsschwäche, Reizbarkeit, Nervosität, depressiver*

Beschwerden

25

Verstimmung, zu *kalten Händen* und *Füßen*, *Blässe*, *Augenringen*, *Schlafstörungen*, *Kopfschmerzen* und *Benommenheit*.

**»Vegetative
Dystonie«**

In der Schulmedizin hat man für solche unbestimmten Symptome, bei denen in der Regel alle Laborwerte »blütenrein« sind, die praktische, aber nichtssagende Diagnose »vegetative Dystonie« zur Hand, was soviel bedeutet wie: Verstimmung des vegetativen Nervensystems.

Kein Gedanke wird daran verschwendet, wie es dazu kommt und wie Abhilfe zu schaffen sei. Im Gegenteil: Durch Verordnung konventioneller Medikamente wie Schmerz- oder Beruhigungspillen wird alles schlimmer. Denn nun tragen auch noch deren Überbleibsel im Körper zu weiterer Verschlackung und Säuerung des Bindegewebes bei.

**Medikament
fördern die
Verschlacku**

Klagt der Patient, daß sich nichts gebessert habe, so wird nicht selten ihm der »Schwarze Peter« zugeschoben. Die Beschwerden seien eben »seelisch bedingt«, wird nun vermutet. Schuld seien der Ärger über die Schwiegermutter, der Streß im Beruf, der muffige Ehepartner, die aggressiven Kinder. Der Überweisungsschein zum Psychotherapeuten oder Psychiater ist rasch ausgestellt. Doch der kann in diesen Fällen, oh Wunder, auch nicht recht weiterhelfen.

Es kann dazu kommen, daß Sie als Betroffener sich jahrelang mit halber Kraft durchs Leben schleppen und Ihr Organismus, ohne Hilfe von außen, ständig Höchstleistungen erbringen muß.

Zu viel Schlacken überfordern unseren Körper

Irgendwann kann unser Körper die ständig neu anfallenden Schlackenstoffe nicht mehr wegstecken, die Mülldeponie Bindegewebe läuft über. Die Nieren werden in ihrer Funktion geschwächt, da sie durch die Ausscheidung des Zustroms an Säuren und Schlacken überfordert sind.

Jetzt lagern sich die Säuren und Gifte in anderen Körperteilen ab. Am Rücken entstehen schmerzhafte Verhärtungen, sogenannte *Gelosen*, *Muskel-* und *Gelenkrheumatismus* treten auf. Mehr und mehr verdickt sich das Blut, nur mühsam quält es sich durch die feinen Verzweigungen der Adern, die Kapillaren; das Gewebe wird nur noch mangelhaft mit Sauerstoff versorgt.

**Zu wenig
Sauerstoff
im Blut**

Bricht das vom Körper angestrengt aufrechterhaltene Gleichgewicht ein, so geschieht es eines Tages scheinbar wie der Blitz aus heiterem Himmel: Es kommt zu einem *Herzinfarkt* oder *Schlaganfall*, beides typische Folgeerscheinungen einer Übersäuerung des Organismus, die sich in Wahrheit aber über ein langes Vorstadium hinweg angekündigt haben. Der *Alters-diabetes* ebenso wie der *Bluthochdruck* gehören im übrigen auch in diese Kategorie.

Sauer macht nicht nur lustig

Hier die Aufschlüsselung einer Reihe unserer Lebensmittel nach solchen, die überwiegend Säuren, und solchen, die überwiegend Basen bilden. Beruhigen kann ich Sie insoweit, als grundsätzlich säurebildende Lebensmittel selbstverständlich ebenso gegessen werden können wie basenbildende. Die Gefahr für Gewicht und Gesundheit liegt in der Einseitigkeit!

Ausgewogen ernähren!

Säurespender:
Getreide, vor allem Backwaren aus Auszugsmehl, Weißbrot, Brötchen, Gebäck, Kuchen, Nudeln, Spaghetti, Pizza-Böden, Mais, weißer Reis;
Zucker, Süßigkeiten, Schokolade, Honig, Marmelade, Eiscreme;
Fleisch, Fisch, Geflügel, Eier, erhitzte Fette, Konserven;
Käse, Sauermilchprodukte wie Joghurt, Quark, Kefir;
Limonaden und Cola, alkoholische Getränke, Kaffee, schwarzer Tee;
chemische Nahrungsmittel-Zusätze, synthetische Arzneimittel und – nicht zu vergessen – Zigarettenrauch!

Verursachen Übersäuerung

Basenspender:
Alles Gemüse, Rosenkohl ausgenommen, alles reife Frischobst, Salate, Rohkost, Kartoffeln;
Kräuter, auch Schnittlauch und Zwiebeln;
Keimlinge aus Getreide, Sonnenblumenkerne, Alfalfa und andere Sprossen;
Milch, Sahne, Butter;
Buchweizen, Hirse, Dinkel;
Kräutertees, vor allem Zinnkraut, Hagebutte, Schachtelhalm, Brombeerblätter, Brennessel (die roten Früchteteemischungen sind säuernd!).

Bei zu viel Säuren

Ich kann mir nun doch lebhaft Ihr Entsetzen vorstellen, falls Sie sich bislang noch nicht allzuviel mit Ernährungsfragen beschäftigt haben: Praktisch ist ja all das säuernd – und damit unge-

sund –, wovon sich der Normalverbraucher heutzutage ernährt!
Genau das trifft leider zu!

Zwar haben sich unsere Eltern und Großeltern auch nicht gerade
gesund ernährt. Auch sie aßen, betrachtet man frühere Eßgewohnheiten und Speisekarten, viel zuviel, zu fett und zuviel
Süßes. Ganz sicher aber waren die Nahrungsmittel, die Ihnen zur
Verfügung standen, viel natürlicher als unsere heutigen.

Übersäuerung durch Schadstoffe aller Art

Heutzutage nämlich, da Lebensmittel-Ingenieure (diesen Beruf
gibt es!) unsere Ernährung immer gekonnter manipulieren, immer mehr verfremden, schlagen Schadstoffe und Umweltgifte
als zusätzliche Belastung zu Buche. Alles, was wir einatmen und
mitessen, von Stickoxyden über Formaldehyd bis zu Pestizid-
rückständen und Lebensmittel-Zusatzstoffen, verschlackt und
übersäuert ebenfalls unseren Organismus.

Schließlich geht es uns da nicht anders als unseren Böden, Seen
und Flüssen. Denn wo Wald, Tier und Blume nicht mehr existie-
ren können, nimmt auch des Menschen Gesundheit Schaden.
Dies ganz besonders dann, wenn er auch noch mit Messer und
Gabel eifrig nachhilft!

Da das Übergewicht ein erster Ausdruck der Entgleisung unseres Stoffwechsels ist, verwundert es nicht, daß in unserer Zeit
bereits jeder zweite Bundesbürger von diesem Problem betroffen ist. Ein Blick nach den USA läßt diese Zusammenhänge noch
deutlicher werden:

Dort gehören Dicke mit geradezu monströsen Ausmaßen zum
normalen Straßenbild. Sie zahlen damit den Preis für ihre mangelnde Widerstandskraft gegen so verlockende Gaumenkitzel
wie Eiscreme, Hamburger, Hotdogs, Big Macs, Schoko-Riegel
und die zuckerstrotzenden Limonaden und Cola-Getränke. *Junk-
food* nennt man diese Ernährung: Abfallessen! – als Ausdruck
dafür, daß der Körper nur mit wertlosen Kalorien vollgestopft
wird, die für ihn alles andere als Lebensmittel im eigentlichen
Wortsinn sind, eher schon »Krankheitsmittel«.

Wertlose Ko

Junk-food hat längst auf Europa übergegriffen – auch unsere
Kinder und Jugendlichen folgen dem Trend.

Schon Kinder sind betroffen

Die Gewebesäuerung mit all ihren negativen Folgen beginnt
nicht selten schon in der Kindheit. Da finden wir die »Barock-
engel« mit den runden Gesichtern und den »niedlichen« Speck-
falten an den Oberschenkeln – Stolz der Eltern und Großeltern.
Leider sind aber gerade diese Kinder häufig von immer wiederkehrenden *Infekten* geplagt, von *spastischer Bronchitis*, *chroni-*

28

schem Schnupfen, Mittelohreiterungen. Infektanfälligkeit und Abwehrschwäche sind neben *Verdauungsstörungen* oft die ersten Folgen von Fehlernährung mit zu viel Kohlenhydraten (zu süße Baby-Fertignahrung!).

Der heute übliche Süßigkeitenkonsum unserer Kinder untergräbt die Gesundheit bereits zu einer Zeit, da das Leben kaum begonnen hat. Oft resultieren daraus nicht nur körperliche Symptome, sondern auch Verhaltensstörungen wie *Überaktivität, Aggressionen, chronische Müdigkeit* und *Lustlosigkeit.* Wir werden darauf im Kapitel über die richtige Ernährung (→ Seite 46) noch einmal ausführlich zu sprechen kommen.

Verhaltens-störungen

Und was, werden Sie vielleicht fragen, hat mein Gewicht damit zu tun?

Der Teufelskreis

Die Antwort: Aus der Sicht der Biologischen Ganzheitsmedizin lassen sich die Wurzeln des Übergewichts bis an den Ursprung, oft bis in die Kindheit, zurückverfolgen: Falsche Ernährung und Überbelastung der Verdauungsorgane → ungenügende Verdauung → Verschlackung und Übersäuerung des Bindegewebes → Endresultat Übergewicht!

Anschließend will ich auf zwei Umstände eingehen, die nie aus dem Auge verloren werden dürfen, wenn es darum geht, den möglichen Ursachen Ihres Übergewichtes nachzuspüren:

Weitere mögliche Ursachen für Übergewicht

- Infektion des Verdauungstraktes mit dem *Candida-Pilz* (→ Seite 30) und
- *Nahrungsmittel-Allergien* (→ Seite 37).

Beiden ist gemeinsam, daß ihr Vorkommen eng mit der Entstehung von Übergewicht gekoppelt ist, daß sie ungemein häufig auftreten und daß kaum ein Betroffener an diese Zusammenhänge denkt.

Alarm –
Pilze im Darm!

»Pilze hat doch jeder«

Obwohl ich mich schon lange mit Fragen der Ernährung und Verdauung beschäftige, stieß ich doch erst vor ein paar Jahren auf das brisante Thema der Pilzbesiedelung des Organismus. Seitdem läßt mich dieses Problem nicht mehr los, sehe ich doch täglich bei meinen Patienten, was diese unerwünschten Mitbewohner alles anrichten können.

So manchem haben sie, im Verborgenen ihr Unwesen treibend, nicht nur jede Lebensfreude verdorben, sondern auch alle möglichen, für Arzt und Patient rätselhaften Leiden eingetragen. Schießen nämlich die Pilze ins Kraut – meist handelt es sich um eine bestimmte Sorte mit Namen *Candida albicans* –, so kann man davon buchstäblich Tod und Teufel bekommen – nicht nur Übergewicht.

Um Ihnen Näheres zu erklären und Anhaltspunkte dafür zu geben, ob Sie vielleicht auch zu den Betroffenen gehören, muß ich ein wenig ausholen:

»Pilze? Die haben wir doch alle im Darm!« haben Sie vielleicht auch schon mal abschätzig von Ihrem Arzt gehört, und das war auch genau das, was ich auf der Universität gelehrt bekam.

Eine kleine Menge harmloser rundlicher Urformen des Candida-Pilzes gehören in der Tat, ebenso wie die schon genannten »guten« Darmbakterien (→ Seite 19) zur normalen »Standard-Ausstattung« unseres Darms. Aber das ist eben nur die halbe **Gefahr für die** Wahrheit. In Wirklichkeit stellen eben diese »harmlosen« **Gesundheit** Candida-Pilze für viele Patienten eine gesundheitliche Gefahr dar. Und das Schlimmste dabei ist: Die meisten ahnen nichts davon!

Durch die Entgleisung der normalen Verhältnisse im Darm nämlich, durch die Fäulnis- und Gärungsvorgänge, vor allem aber durch die Beeinträchtigung der normalen Darmflora infolge **Störung der** Fehlernährung, entarten diese Pilze und beginnen zu wuchern. **Darmflora** Vergleichen können Sie diesen Vorgang mit den Schreckensbildern vom Mittelmeer: Wenn das Wasser biologisch umkippt, beginnen die Algen, sich explosionsartig auszubreiten.

Wir haben es nun auch nicht mehr mit den kleinen, runden Urformen des Hefepilzes zu tun. Vielmehr bildet er jetzt Fäden, die in die Darmwand einwachsen. Die zarte Schleimhaut wird dadurch verständlicherweise gereizt, zumal die Pilze auch sehr aggressive Gifte produzieren.

30

Giftstoffe
gelangen
ins Blut

Diese Gifte wirken sich nicht nur im Darminneren aus, wo sie die Lebensverhältnisse für die sowieso schon schwer gebeutelten, nützlichen Darmbakterien weiter verschlechtern. Über die Darmwand gelangen diese Giftstoffe vielmehr auch ins Blut, wodurch sie sich im ganzen Körper verbreiten können und zu vielen verschiedenen Beschwerden führen. Ich zähle sie Ihnen nachfolgend auf, damit Sie überprüfen können, ob einige der Punkte auch auf Sie zutreffen.

Darmpilze lösen vielerlei Beschwerden aus

• Fühlen Sie sich müde und matt? Kommen Sie morgens nicht aus den Federn und sinken Sie abends schon wieder zeitig erschöpft ins Bett? Schleppen Sie sich nur mit Mühe durch den Tag? Fühlen Sie sich lustlos und ohne Antrieb?

• Sind Sie depressiv? Sehen Sie alles schwarz und können sich zu Unternehmungen nicht mehr aufraffen? Sind Sie oft gereizt und nervös? Fahren Sie schon bei Kleinigkeiten leicht aus der Haut?

• Ist Ihr Kopf benommen? Haben Sie öfter Kopfschmerzen oder Migräne? Sind Sie oft blaß und haben Ringe unter den Augen? Hat Ihr Gedächtnis nachgelassen? Können Sie sich schlecht etwas merken, sich nicht mehr richtig konzentrieren? Sehen Sie an manchen Tagen schlechter, ohne daß vom Optiker oder Augenarzt eine Veränderung der Sehstärke festgestellt werden kann?

Bitte prüfen
Sie: Was trifft
auf Sie zu?

• Leiden Sie an Juckreiz am ganzen Körper, um den After, an der Scheide? Haben Sie Hautausschläge, zum Beispiel um den Mund und die Nase, Handekzem, Neurodermitis? Schuppenflechte? Haben Sie eine Pilzinfektion an den Füßen, den Händen, den Nägeln?

• Haben Sie eine Reizblase mit häufigem Wasserlassen begleitet von Brennen? Können Sie das Wasser nicht mehr richtig halten?

• Leiden Sie an chronischer Verstopfung? Oder an Durchfall mit breiigen Stühlen? Oder vielleicht auch an beidem im Wechsel? Bauchschmerzen? Kollern im Bauch? Einem aufgetriebenen Bauch und an Blähungen?

• Sind Sie häufig erkältet? Leiden Sie an chronischen Nebenhöhlen-Entzündungen? Ist Ihre Nase öfter verstopft?

• Schmerzen Ihre Gelenke? Sind Ihre Hände manchmal geschwollen, so daß ein sonst passender Ring nicht mehr angesteck werden kann? Ist Wasser um die Fußknöchel eingelagert? Sind Ihre Augenlider geschwollen?

Beschwerden durch Darmpilze

• Ist Ihre Periode unregelmäßig, zu stark, schmerzhaft? Spannen Ihre Brüste vor der Periode (prämenstruelles Syndrom)? Ist zu dieser Zeit übermäßig viel Wasser in Ihrem Körper (Gewebswasser) eingelagert? Fühlen Sie sich verstimmt? Haben Sie Ausfluß, der quarkartig aussieht und nach Hefe oder Essig riecht? Ist Ihr Kinderwunsch unerfüllt geblieben?

• Haben Sie Anfälle von Heißhunger auf Süßes, zum Beispiel vor oder während der Periode? Kann man bei Ihnen sogar von einer Sucht nach Schokolade, Kuchen oder Brot sprechen? Vertragen Sie dabei Süßes schlecht?

Allergie

• Reagieren Sie allergisch auf Nahrungsmittel (→ Seite 37), auf Pollen oder Hausstaub? Reagieren Sie überempfindlich auf Chemikalien, Autoabgase, Benzingeruch, Zigarettenrauch? Parfüm? Schimmel, zum Beispiel in feuchten Kellern?

Auch: Übergewicht!

• Leiden Sie an einer chronischen Prostatitis?

• Und zum Schluß natürlich die Frage, um die sich das ganze Buch dreht und die speziell in diesem Kapitel über die Pilze eine wichtige Rolle spielt: Haben Sie Übergewicht?

Warum eine Pilzerkrankung dick machen kann

Im Zusammenhang mit Ihrem Hauptproblem wird es Sie in erster Linie interessieren, wie es denn durch eine solche krankhafte Pilzbesiedelung des Körpers zu Übergewicht kommen kann.

Die genauen Zusammenhänge sind noch wenig erforscht. Am einleuchtendsten erscheint mir folgende Erklärung: Die Giftstoffe, mit denen die Pilzkolonien den Organismus überschwemmen, belasten das Bindegewebe. Um den Schaden möglichst gering zu halten, verdünnt sie der Körper durch Wassereinlagerung. Die Folge ist, daß Sie unförmiger werden und sich manchmal geradezu aufgedunsen, wie aufgeblasen fühlen.

Belastung für das Bindegewebe

Eine andere Erklärung dürfte in der Auslösung allergischer Vorgänge (→ Seite 37) mit Freiwerden des Gewebshormons *Histamin* liegen.

Hormonstörungen

Und nicht zuletzt greifen die Pilze auch in den geregelten Hormonhaushalt ein und stören die Schilddrüse, die Eierstöcke, die Hirnanhangsdrüse (Hypophyse). Auch derlei Störungen sind wiederum oft mit Übergewicht verbunden.

Viele von Ihnen werden sich von Symptomen betroffen fühlen, die ich im »Fragen-Katalog« für Sie zusammengestellt habe.

32

Es reicht schon, wenn Sie in drei oder vier Punkten zustimmen müssen, um den Verdacht zu erhärten, daß auch Sie ein Opfer dieser neuen Volksseuche geworden sind, die sich in einem geradezu atemberaubenden Maße ausbreitet.

Überlegen Sie einmal, wieviele Menschen in Ihrem Umkreis sich nicht wohl fühlen, immer müde sind – mit das häufigste Symptom! –, gereizt, unruhig und nervös und schon auf Kleinigkeiten aggressiv reagieren.

Schon Kinder und betroffen Auch bei Kindern kann schon eine *Candidose* (Hefepilzerkrankung) auftreten. *Verdauungsstörungen*, *Hautausschläge* wie *Neurodermitis*, aber auch das *Zappelphilipp-Syndrom* mit *Überaktivität*, nervender *Unruhe* und *Konzentrationsstörungen* in der Schule können sich daraus ergeben.

Vorsicht: Ansteckung Nicht selten sind mehrere oder alle Mitglieder einer Familie betroffen, denn über den Speichel, gemeinsam benutztes Besteck, Gläser, Zahnbürsten und Intimkontakte können die Pilze von einem zum anderen weitergegeben werden. Fragen Sie nun aber, wie der Candida-Pilz derart überhandnehmen kann, so gibt es dafür mehrere Gründe:

So bringen Sie die Pilze zum Sprießen

Zu viele Kohlenhydrate Sie haben zuviel raffinierte Kohlenhydrate gegessen, also Zukker, Süßigkeiten, Kekse, Brot. Damit haben Sie die Pilze regelrecht angefüttert, denn sie ernähren sich in erster Linie von solchen Nahrungsmitteln, in deren Milieu sie besonders gut gedeihen können.

Wenn Sie also zu den »Süßen« gehören, düngen Sie Ihre Pilzkolonie fortgesetzt und bringen sie damit erst richtig zum Sprießen! Nach einer kohlenhydratreichen Mahlzeit, zum Beispiel einer gehörigen Portion Kaiserschmarrn, kann Ihre Pilzkultur sich über Nacht verdoppelt haben – und will weiter ernährt werden! Dabei bedienen sich die Pilze von dem, was Sie essen und Sie als Ernährer bekommen rasch immer wieder Hunger – vor allem auf das, was Ihre Kostgänger am liebsten mögen: Süßigkeiten, Schokolade, Hefegebäck, Pizza, Brot, aber auch Cola- und alkoholische Getränke wie Bier oder Wein.

Blutzuckerabfall Ihrem Körper bleibt dadurch meist zu wenig an Nährstoffen übrig, und Ihr Blutzucker sinkt ab. Die auftretenden Unterzuckerzustände äußern sich in *Zittrigkeit*, *Blässe*, *Nervosität* und einem *unbezwingbaren Heißhunger* auf Kohlenhydrate. Wir werden beim Thema Eßsucht (→ Seite 99) darauf zurückkommen.

Nährstoff-
mangel

Leider beanspruchen die Pilze auch einiges von den mit der Nahrung aufgenommenen Mineralien, Spurenelementen und Vitaminen, so daß Ihr Körper an diesen wichtigen Nahrungsbausteinen verarmt. Diese Verarmung ist ein weiterer Grund für *Müdigkeit* und *Konzentrationsschwäche* sowie *Wadenkrämpfe*.

Pilze bevorzugen den geschwächten Körper

• Sie sind mit Antibiotika behandelt worden. Diese Medikamente haben den Nachteil, daß sie nicht nur die Krankheitserreger aus dem Feld schlagen, sondern auch die gesunde Schutztruppe jener Bakterien schädigen, die unserer Verdauung dienlich sind und unser Immunsystem trainieren. Sind diese Körperfunktionen geschwächt, so überwuchern nicht nur Bakterien, die normalerweise nicht in unseren Körper hineingehören, sondern eben und vor allem auch der Candida-Pilz.

Antibiotika-
Behandlung

Ich kenne viele Patienten, denen eine Antibiotika-Behandlung wegen einer Akne, einer Nebenhöhlenentzündung oder bei anderen Infektionen eine massive Besiedlung ihres Körpers mit dem Candida-Pilz mit allen beschriebenen Folgen eingetragen hat. Natürlich gibt es gefährliche bakterielle Infektionen, bei denen der Einsatz eines Antibiotikums gar nicht zu umgehen ist. Aber immer noch wird mit diesem zweischneidigen Schwert viel zu sorglos umgegangen.

Hormon-
umstellung

• Sie nehmen die Antibaby-Pille. Die damit verbundene Hormonumstellung macht Ihren Körper anfällig für den Candida-Pilz.
• Sie haben eine oder mehrere Schwangerschaften hinter sich. Dafür gilt das gleiche. Das dabei vorwiegend produzierte Gelbkörperhormon *Progesteron* schafft ein Milieu, in dem sich der Candida-Pilz besonders gut ausbreiten kann. Ist ihm das gelungen, kann es sein, daß Sie noch Jahre nach der Schwangerschaft damit zu tun haben.

Geschwächt
Immunsyste

• Ihr Immunsystem ist geschwächt, sei es durch eine schwere Erkrankung, durch eine Reihe von Erkältungen oder andere Virusinfektionen, zum Beispiel mit *Herpesviren*, die schmerzhafte Bläschen an den Lippen oder im Genitalbereich hervorrufen, oder durch eine Cortison-Behandlung. Immer dann, wenn Ihre natürlichen Abwehrkräfte gelitten haben, beginnt der Candida-Pilz zu wuchern.

Streß

• Sie stehen oder standen unter starkem Streß, waren überfordert, hatten einen Kummer zu überwinden oder einen Schicksalsschlag. Wie wir heute wissen, bestehen enge Zusammenhänge zwischen Seele und Immunsystem: Was uns psychisch bedrückt, schwächt unsere Abwehrkräfte – so daß auch auf diese Weise der Boden für die wuchernden Pilze bereitet werden kann.

Übrigens geht es Ihnen, wenn Sie an dieser Pilzerkrankung leiden, nicht immer gleich schlecht. Wachsen und Absterben dieser unerwünschten Quartiernehmer in unserem Körper folgen eigenen Gesetzen. Haben Sie zum Beispiel gerade viel raffinierte Kohlenhydrate gegessen, steht Ihre Periode bevor, oder ist vielleicht gerade feucht-regnerisches Wetter, haben Sie mehr zu leiden als an anderen Tagen.

Beschwerden sind abhängig von äußeren Einflüssen

Wie kann man die Pilze bekämpfen?

Sie müssen selbst etwas unternehmen, um die Plage loszuwerden. Nicht nur, weil Sie sonst vergeblich gegen Ihr Übergewicht ankämpfen werden, sondern auch, damit Sie sich rundherum besser fühlen! Voraussetzung dafür ist allerdings, daß Sie schon einen entsprechenden Verdacht haben (→ Seite 31), den Sie als Ansatzpunkt nehmen können. Auf jeden Fall sollten Sie sich einen Arzt suchen, der sich mit dem Problem der *Candida-Mykose* (Hefepilz-Erkrankung) auskennt.

Zum Arzt!

Der einfachste Weg, um eine Verdachtsdiagnose zu erhärten, besteht in einer Stuhluntersuchung. Doch dabei gibt es einen Haken: Nicht jedes Labor liefert gleich zuverlässige Befunde. Im Anhang finden Sie die Adressen der Institute, mit denen ich zusammenarbeite (→ Seite 106). Gegebenenfalls können Sie oder Ihr Arzt sich mit ihnen in Verbindung setzen.

Stuhluntersuchung

● Nicht mit jeder Stuhlportion wird gleich viel Pilzmaterial ausgeschieden. So kann es passieren, daß Sie über eine eingeschickte Stuhlprobe einen negativen Befund erhalten, Sie aber dennoch eine beachtliche Darm-Mykose haben! Ein negativer Befund beweist also noch nicht mit Sicherheit, daß Ihr Darm frei von Pilzen ist. Bei anhaltendem Verdacht sollten Sie die Untersuchung wiederholen lassen.

Außerdem kann Ihr Arzt Ihr Blutserum auf Antikörper gegen den Candida-Pilz untersuchen lassen. Antikörper sind sozusagen eine Eingreiftruppe, die Ihr Organismus bildet, um schädliche Eindringlinge wie Bakterien oder Pilze zu vernichten. Die Untersuchung erfaßt, ob und wie stark sich Ihr Körper bereits mit dem Candida-Pilz auseinandergesetzt hat, woraus auf die Stärke der Besiedlung geschlossen werden kann.

Blutuntersuchung

Letzten Endes verlasse ich mich – über die genannten Unter-suchungsmöglichkeiten hinaus – auf die Verdachtssymptome, die mir meine Patienten schildern, und leite eine entsprechende Behandlung ein.

Diese besteht in der Verordnung von Präparaten, die die Candida-Pilze vernichten. Mittel mit dem Grundstoff *Nystatin* wirken zwar nur im Darm, haben dafür aber keine wesentlichen negativen Auswirkungen auf den Gesamtorganismus, auch nicht auf die gesunden Darmbakterien. Meist erreicht man mit einer drei- bis vierwöchigen Behandlung eine weitgehende Beseiti-gung der Candida-Pilze.

Behandlung mit Medika-menten

Haben sich die Pilze über den Darm hinaus schon im Körper ausgebreitet, was zum Glück selten ist, müssen andere Mittel eingesetzt werden. Ich will hier auf die medikamentöse Behand-lung, für die Sie ohnehin einen Arzt zu Rate ziehen müssen, nicht eingehen. Wichtig ist im Zusammenhang mit Übergewicht nur, daß keine Kur etwas nutzen kann, wenn Sie unterdessen die Pilze, die Sie ja eigentlich bekämpfen wollen, durch falsches Essen wieder anfüttern. Sie sollten sie – im Gegenteil – soweit wie möglich aushungern!

- Dazu müssen Sie auf jeden Fall folgende Nahrungsmittel strikt vermeiden: Alle Süßigkeiten, Zucker, Kuchen, Gebäck, Ahornsirup, Honig, Birnendicksaft, Weißbrot, Toast, weißen Reis, Dessertspeisen, Cornflakes, Honig-Pops, Trocken-früchte, Käse, Ketchup, Mayonnaise, Pilze, Fertigsoßen und -suppen, Senf, Hefe, Fruchtsäfte und alle alkoholischen Getränke.
- Soweit wie irgend möglich, sollten Sie reduzieren: Brot, Nudeln, Vollkornreis, frisches Obst.
- Essen dürfen Sie: Salate und Gemüse, roh oder gekocht, Kartoffeln, Fleisch, Fisch, Geflügel, Fett aller Art, Buchwei-zen, Nackthafer.

So sollten Sie sich ernähren

Wenn Sie sich näher über Pilzerkrankungen informieren wollen, empfehle ich Ihnen die Lektüre der einschlägigen Bücher, die ich Ihnen im Anhang aufgeführt habe (→ Seite 104).

Nahrungsmittel-Allergie

Allergisch – ohne es zu wissen

Jetzt kommen wir zu einem Thema, das mir besonders am Herzen liegt. Millionen von Menschen »verdanken« ihr Übergewicht einer Unverträglichkeit von Lebensmitteln und wissen davon gar nichts! Der Körper gibt darauf nämlich kein unmittelbares Alarmsignal – wie etwa bei Nesselsucht nach dem Genuß von Erdbeeren.

Unerwartete Symptome
Eine solche versteckte Nahrungsmittel-Unverträglichkeit äußert sich durch zahlreiche unerwartete Symptome in verschiedenen Körperregionen. Eines davon ist Übergewicht, wahrscheinlich durch übermäßige Wassereinlagerung aufgrund der allergischen Vorgänge im Körper. Manchmal bleibt es »nur« bei der Gewichtszunahme.

In der Regel jedoch verrät sich die Nahrungsmittel-Allergie durch das gleichzeitige Auftreten weiterer Verdachtsmomente. Ich werde Sie Ihnen gleich benennen (→ Seite 38), damit Sie überprüfen können, welche davon möglicherweise auch auf Sie zutreffen. Entdecken Sie dabei drei oder vier, die Ihnen an sich selbst aufgefallen sind, so können Sie davon ausgehen, daß Sie an einer versteckten Nahrungsmittel-Allergie leiden, die wiederum die zentrale Ursache für Ihr Übergewicht ist.

Zentrale Ursache für Übergewicht

Es wird Sie erstaunen, wie vielfältig die Liste der Beschwerden ist, die man sich durch eine Nahrungsmittel-Allergie zuziehen kann. Fast läßt sich sagen: Es gibt nichts, was man dadurch nicht bekommen kann!

In der Tat ist dieses Leiden so verbreitet, daß Experten bereits siebzig Prozent der Patienten im Wartezimmer einer normalen ärztlichen Praxis zu den Betroffenen rechnen. Nur werden sie leider in den seltensten Fällen als solche erkannt und einer entsprechenden Behandlung zugeführt: einer Diät ohne alle unverträglichen Lebensmittel!

Verschlimmerung durch Behandlungsfehler
Stattdessen wird der Zustand der Patienten durch Verordnung von Schmerz-, Beruhigungs- und Rheumamitteln oder gar Psychopharmaka immer mehr verschlimmert. Dies ist schwer verständlich, da amerikanische Ärzte schon vor über einem halben Jahrhundert auf die Bedeutung der versteckten Nahrungsmittel-Allergie hingewiesen haben. Von ihren Kollegen ernteten sie nichts als Spott und Hohn.

Auch heute noch sind Ärzte, die sich mit den Problemen der Nahrungsmittel-Allergie vertraut gemacht haben, eher eine Seltenheit. Seit ich vor 15 Jahren auf dieses Thema stieß, habe ich es zu meinem beruflichen Schwerpunkt gemacht – vielleicht auch deshalb, weil ich selbst davon betroffen bin und weiß, wie quälend die Auswirkungen sein können.

Oft wird die Allergie nicht erkannt

Viele meiner Patienten haben jahrelang vor sich hin gelitten, alle Untersuchungsbefunde waren immer »lupenrein«, und so lag nicht selten für die Umgebung – und meist auch für den behandelnden Arzt – der Schluß nahe, es sei eben alles nur »psychisch« bedingt.

Und nun lassen Sie sich davon überraschen, was Ihnen eine Nahrungsmittel-Allergie außer Ihrem Übergewicht noch alles eintragen kann:

Eine ganze Latte von Beschwerden
Allgemeine Zustände
• Chronische Müdigkeit, Abgespanntheit, Leistungsschwäche, Frieren »von innen heraus«, Schauer über den Rücken, Blässe, Kribbeln in den Händen, gelegentliche Schwellungen (Ödeme) im Gesicht (zum Beispiel an den Lidern), an Händen und Fußknöcheln, Schwitzen auch ohne Anstrengung, immer wieder Kopfschmerzen, Schwindel, *Übergewicht*, starke *Gewichtsschwankungen* im Laufe des Lebens, Temperaturerhöhung oder Untertemperatur, erhöhter Cholesterinspiegel.

Seelische Störungen
• Aggressivität, Nervosität, innere Unruhe, Überaktivität, Konzentrationsschwäche, schlechtes Gedächtnis, Benommenheit, Unfähigkeit zu klarem Denken, Verwirrtheit, Apathie, Antriebslosigkeit, Sprachstörungen, Reizbarkeit, Angst- und Panikzustände, Depressionen, Appetitstörungen mit Eßsucht sowie Bulimie.

Auch die Seele ist betroffen

Körperliche Beschwerden
• Sinnesorgane: verstopfte oder wäßrig laufende Nase, chronische Nebenhöhlen-Entzündung, Niesanfälle, Bindehautentzündung, dunkle Augenringe, Ohrgeräusche, häufige Ohrenentzündung, verschwommenes Sehen.
• Haut: Juckreiz, Ekzem (Neurodermitis), Nesselsucht (Urticaria), Schuppenflechte (Psoriasis), sonstige Hautausschläge.
• Kopf: chronische Kopfschmerzen, Migräne, Gehirnkrämpfe.

• Verdauungsorgane: Aphthen (Geschwüre) im Mund, Magen- und Zwölffingerdarmgeschwüre, Blähungen, Koliken, chronische Verstopfung oder Durchfälle, Afterekzem, Colitis ulcerosa, Coeliakie, möglicherweise auch Morbus Crohn.

Haben Sie ähnliche Beschwerden?

• Herz und Kreislauf: niedriger oder zu hoher Blutdruck, Druck oder Schmerzen in der linken Brusthälfte, zu langsamer, besonders aber zu rascher Puls, Herzjagen, Ohnmachtsanfälle.

• Atemwege: chronischer Reizhusten, Asthma, spastische Bronchitis, häufige Mandelentzündungen, vergrößerte Rachenmandeln (Adenoide).

• Muskeln und Gelenke: Muskelschmerzen, rheumatische Gelenkschmerzen, geschwollene Gelenke.

• Blase: häufiges Wasserlassen, Reizblase, Einnässen, chronische Harnwegsinfektionen.

Zum Arzt!

Natürlich kann jedes einzelne der angeführten Symptome auch völlig andere Ursachen haben, die Sie in jedem Fall durch entsprechende ärztliche Untersuchungen abklären lassen sollten. Sehr oft aber stehen dann am Ende tadellose Laborbefunde Ihrem anhaltend schlechten Befinden in krassem Widerspruch gegenüber.

Die Nahrungsmittel-Allergie – woher sie kommt, wohin sie führt

Einer Allergie auf Nahrungsmittel liegt in der Regel eine erbliche Anlage zugrunde, zumeist eine Unverträglichkeit von Kuhmilch-Eiweiß.

Schon in der ersten Säuglingszeit kann sich diese in Form von *Erbrechen, schmerzhaften Blähungen, Schreiattacken, Verstopfung* oder *Durchfall* äußern. Später sind bei Kindern dann *Infektanfälligkeit, vergrößerte Rachen- und Gaumenmandeln, Mittelohreiterungen* häufig.

Symptome bei Säuglingen und Kindern

Übergewicht, Asthma, Heuschnupfen, Migräne, Neurodermitis sind überwiegend Ausdruck einer Nahrungsmittel-Allergie.

Die Erbanlage kann aber auch über Jahre stumm bleiben. Irgendwann, nach einer Darminfektion, nach Antibiotika-Gaben oder auch in Zeiten von Streß, setzt sich das Karussell in Bewegung. Die Palette der unverträglichen Lebensmittel weitet sich immer mehr aus auf Eier, Weizen, Roggen, Karotten, Zitrusfrüchte, Lauch, Paprika und andere mehr.

Symptome individuell verschieden

Interessant ist die Beobachtung, daß dieselbe Nahrungsmittel-Allergie, also die Überempfindlichkeit auf bestimmte Lebensmittel, sich bei dem einen durch eine Neurodermits äußert, der andere davon Migräne bekommt und der Dritte dick wird.

Dabei treten die einzelnen Störungen in manchen Familien gehäuft auf. So kann auch die Neigung zu Übergewicht in einer Familie auf eine Nahrungsmittel-Allergie hinweisen.

Verdacht auf Nahrungsmittel-Allergie

Verdächtig ist weiterhin, wenn ein Mensch, den Sie vor einiger Zeit noch mit normaler Figur kannten, plötzlich auseinandergegangen ist wie ein Hefekloß. Der Grund hierfür ist fast immer, daß der Betreffende seine Ernährungsgewohnheiten geändert hat, mehr Alkohol trinkt, mehr Käse oder Joghurt (Milchallergie!) oder mehr Brot (Weizenallergie!) zu sich nimmt.

Veränderte Ernährungsgewohnheite

Dabei schaukelt sich eine solche Nahrungsmittel-Unverträglichkeit immer stärker hoch, denn oft stellt sich eine regelrechte Sucht (→ Seite 99) auf das Allergen ein.

Gewichtsschwankungen

Ein weiterer Hinweis sind starke Gewichtsschwankungen im Laufe des Lebens. Ich kenne Frauen, die Kleidung in Größen zwischen 38 bis 46 im Schrank hängen haben. Je nachdem wie die Partie an der Front ihrer Nahrungsmittel-Allergie gerade steht, greifen sie nach der Teenagergröße oder nach der Größe für »Vollschlanke«.

Aber auch in kleinen Abständen kann das Gewicht schwanken. Vielleicht geht es Ihnen ebenso: Aus unerklärlichen Gründen haben Sie von heute auf morgen ein bis zwei Kilo zugenommen; ebenfalls aus unerfindlichen Gründen zeigt Ihre Waage ein paar Tage später wieder weniger an.

Der Grund für dieses Phänomen: Die allergische Reaktion nach der Aufnahme eines Allergens ist mit einer sofortigen Wassereinlagerung verbunden, die nach Abklingen der Wirkung des Allergens wieder verschwindet – bis zum nächsten Mal! Sie merken das manchmal daran, daß Ihre Knöchel tageweise angeschwollen sind, oder Ihre Finger, so daß Sie dann keinen Ring anstecken können.

Geschwollen Hände

Verdacht auf eine Nahrungsmittel-Allergie besteht auch, wenn Sie gerade während der Zeit steigenden Gewichts unter dem einen oder anderen der vorhin angegebenen zahlreichen Symptome leiden (→ Seite 38), vor allem unter Müdigkeit, Nervosität, Depressionen, Kopfschmerzen, Gelenkbeschwerden.

Ein zu hoher oder zu niedriger Blutdruck, beides häufig bei Übergewichtigen anzutreffen, kann im übrigen ebenfalls eng mit einer allergischen Reaktion auf Lebensmittel zusammenhängen. Bei einer meiner Patientinnen stieg der Blutdruck, nachdem sie ein Weizenbrötchen gegessen hatte, das sie nicht vertrug, von 120 auf 180 mm Hg. Wievielen Nahrungsmittel-Allergikern wird in Unkenntnis der wahren Ursache ein blutdrucksenkendes Mittel verschrieben, das sie lebenslang nehmen sollen und überdies schlecht vertragen (beispielsweise *Betablocker*!).

Zu hoher oder zu niedriger Blutdruck

Auch mit einem niedrigen Blutdruck kämpfen Patienten oft lebenslang. Sie kommen morgens meist schlecht hoch, können nicht lange stehen und fühlen sich chronisch müde. Hier bleibt es gewöhnlich bei der beruhigenden Versicherung des Arztes: »Damit können Sie hundert Jahre alt werden!«

Allergen Kaffee

Viele Patienten greifen zum Kaffee, weil der Blutdruck im Keller ist, und sie danach besser auf Touren kommen. Eine höchst zweischneidige Sache! Denn Kaffee ist in der Regel ein Hauptallergen und für viele absolut unverträglich. Nur merken die Betroffenen unmittelbar nichts davon, genau so wenig wie diejenigen, die Milch, Käse, Weizen oder Äpfel nicht vertragen. Wie ich zu Anfang dieses Kapitels schon sagte, spricht man deshalb auch von einer »versteckten« Nahrungsmittel-Allergie. Das Immunsystem ist durch die tägliche Belastung mit dem unverträglichen Lebensmittel derart erschöpft, daß es nicht mehr unmittelbar reagieren kann.

Testen Sie selbst, ob Sie allergisch sind

Nur wenn der Körper für eine Zeit von allen Allergenen in der Nahrung befreit wird, gibt er wieder deutliche Signale. Sofort nach dem Genuß des »entlarvten« Allergens machen sich die Symptome, die sich zurückgebildet hatten, wieder bemerkbar. Bei einer Neurodermitis beispielsweise verstärken sich Juckreiz und Ausschlag wieder, oder es tritt ein Migräneanfall auf. Bei Übergewicht haben Sie nach Zuführung eines Allergens gleich ein bis zwei Kilo mehr auf der Waage und merken, daß Ihre Finger, Augenlider oder Fußknöchel geschwollen sind.

So erkennen Sie Zusammenhänge

Auf diese eindeutigen Zusammenhänge gründet sich eine Testmethode und eine Diät, die ausführlich in meinem Buch *Diät für Allergiker* zusammen mit zahlreichen praktischen Ratschlägen und Rezepten enthalten ist (Bezugsadresse → Seite 104). Einzelheiten sind dort nachzulesen.

An dieser Stelle kann ich nur kurz auf das Prinzip eingehen:

Auslaßdiät

Sie testen selbst, ob Sie auf ein Lebensmittel allergisch reagieren, indem Sie sich zunächst einer Auslaßdiät unterziehen. Zu diesem Zweck trinken Sie einige Tage nur Wasser oder halten eine sogenannte Basisdiät ein. In dieser Zeit – es genügen fünf Tage – nehmen Sie nur Nahrungsmittel zu sich, die erfahrungsgemäß selten bis nie allergische Reaktionen hervorrufen, zum Beispiel grüne Bohnen, Auberginen, Zucchini, Lammfleisch, Distelöl, Me one, eventuell auch Kartoffeln.

Auf Reaktion achten

Danach testen Sie Ihre normalen Lebensmittel, eins nach dem anderen, indem Sie jeden zweiten Tag ein neues zur Probe essen. Sollten Sie sprunghaft zunehmen oder wenn andere Beschwerden auftreten, setzen Sie es auf die Negativliste.

Entscheidend wichtig dabei ist, daß Sie keinen Fehler machen und nicht sündigen! Trinken Sie beispielsweise Kaffee zwischendurch, der, wie schon gesagt, ein häufiges und starkes Allergen ist, werden Sie keinen Erfolg haben.

Dorothea und die Abmagerungskur

Das Beispiel meiner früheren Haushaltshilfe Dorothea beweist dies eindrucksvoll. Sie war 18 Jahre alt und wog an die neunzig Kilo. Ihre unförmige Figur verbarg sie unter Hängekleidern. Ihr hübsches Gesicht wirkte aufgeschwemmt. Verständlich, daß das junge Mädchen todunglücklich war.

Beispiele, die zu denken geben

Sie beschloß zu fasten, was für sie bedeutete, sich einer gewaltigen Willensanstrengung zu unterwerfen. Erwartungsvoll stellte sie sich nach zehn Tagen zum ersten Mal wieder auf die Waage – und brach in Tränen aus. Sie hatte kein einziges Gramm abgenommen!

Leider hatte ich damals noch nichts von Nahrungsmittel-Allergien gehört und machte prompt den gleichen Fehler wie viele meiner Kollegen: Ich verdächtigte Dorothea, vielleicht doch einmal »gesündigt« zu haben. Sie schwor jedoch, konsequent geblieben zu sein! Nur schwarzen Kaffee habe sie getrunken, für den Kreislauf, der habe ja aber keine Kalorien.

Allergen Kaffee

Damals konnte ich mir keinen Vers darauf machen. Heute ist mir des Rätsels Lösung sonnenklar: Dorothea war allergisch auf Kaffee! So hatte sich bei ihr weiter Wasser eingelagert – zu einer Gewichtsabnahme konnte es deshalb natürlich nicht kommen.

Ein ähnliches Erlebnis hatte ich während eines Kuraufenthaltes: An meinem Tisch versuchten zwei Damen ihren üppigen For-

mer wieder:
ie Allergene
sind schuld

men durch Fasten beizukommen. Aber sie nahmen so gut wie nichts ab. »Dabei trinken wir nur die Gemüsebrühe!« klagten sie, »und da sind doch praktisch keine Kalorien drin.« Das zwar nicht. Aber Sellerie, Lauch, Hefegewürz, die Zutaten der Gemüsebrühe, vertrugen sie nicht, weil sie darauf allergisch waren. Ich gab ihnen den Tip, stattdessen Wasser zu trinken. Von Stund an »purzelten« die Pfunde nur so.

> An diesen Beispielen ist deutlich zu sehen, daß Abnehmen für Nahrungsmittel-Allergiker – und das sind viele, wenn nicht die meisten Übergewichtigen! – keine Frage der Kalorien, sondern der Allergene ist!

Den Teufelskreis durchbrechen

Haben Sie aus dem Gesagten den geringsten Anhaltspunkt dafür gewonnen, daß auch Sie davon betroffen sind, sollten Sie sich eingehender damit befassen, wie Sie diesem Teufelskreis entrinnen können.

Leider gibt es keine schulmedizinischen Testmethoden, die Ihnen hier weiterhelfen könnten. Hauttests, wie der *Pricktest*, oder Untersuchungsmethoden aus dem Blut wie der *Rast-Test* sind zwar für andere Allergien (Pollen-, Tierhaar- oder Milben-Allergie) brauchbar, bei Nahrungsmittel-Allergien jedoch versagen sie. Unverträgliche Nahrungsmittel-Allergene teste ich bei meinen Patienten mit einer feinenergetischen Methode aus, so daß ich mit einer geringen Fehlerquote voraussagen kann, was vertragen wird und was nicht.

Energetische
Testmethode

Auch welche anderen Testmöglichkeiten es noch gibt, wie Sie durch eine Auslaß-Diät erkennen können, was Ihnen zuträglich ist und was nicht, habe ich in meinem Leitfaden *Diät für Allergiker* (→ Seite 104) zusammengestellt. Viele konnten allein schon mit dieser Anleitung ihr Gewicht reduzieren oder sich von ihren Beschwerden befreien. In komplizierten Fällen, vor allem bei Patienten, die zu akuten allergischen Reaktionen neigen, ist die Betreuung durch einen mit Nahrungsmittel-Allergien vertrauten Therapeuten unerläßlich!

Aus der Erfahrung am eigenen Leibe und der meiner Patienten kann ich Sie nur ermutigen, Ihrer Nahrungsmittel-Allergie zu Leibe zu rücken! Im Anhang (→ Seite 104) finden Sie weitere Bücher als Empfehlungen zu diesem faszinierenden Thema.

Verträglichkeit verschiedener Lebensmittel

Als erste Orientierungshilfe, welche Nahrungsmittel Sie als Nahrungsmittel-Allergiker meiden müssen und welche nicht, soll Ihnen die nachfolgende Übersichtstabelle über die Verträglichkeit der wichtigsten Nahrungsmittel dienen. Auch bei der Besprechung der einzelnen Lebensmittel im Kapitel »Wie ernähren Sie sich richtig?« (→ Seite 46) ist jeweils darauf Bezug genommen.

● Diese Einteilung ist nur als allgemeine Richtlinie zu betrachten! Grundsätzlich kann jedes Lebensmittel zeitweise für jeden unverträglich sein. Außerdem hat jeder Nahrungsmittel-Allergiker sein eigenes Spektrum an Unverträglichkeiten, die überdies auch noch schwanken können.

meist verträglich	bedingt verträglich	oft unverträglich
Reis/Reisessig/	Mais	Weizen
Reiswaffeln	Grünkern	
Tapioka	Dinkel	Roggen
Hirse	Sesam	Hafer
Buchweizen		Gerste
Kastanienmehl		Soja/Tofu
	Sauerrahmbutter	Margarine
	süße/saure Sahne	Milch
	Joghurt (Sanoghurt)	Käse
	Biogarde, Bioghurt	Eier
	Ziegen-/Schafsmilch	
Lammfleisch	Kalbfleisch	Schweinefleisch
	Huhn	Rindfleisch
	Truthahn	
	Forelle	Seefisch
	frischer Lachs	
Distelöl	Maiskeimöl	
Sonnenblumenöl	Olivenöl	
Champignons		Pilze (außer Champignons)
Süßkartoffeln	Kartoffeln	

meist verträglich	bedingt verträglich	oft unverträglich
Avocado	grüne Bohnen	Blumenkohl
Auberginen	rote Bete	andere Kohlarten
Broccoli	Fenchel	(Rot-, Weiß-, Wirsingkohl)
		Karotten
		Hülsenfrüchte
Feldsalat	Kresse	Knoblauch
Gurke	Mangold	Lauch
Zucchini	Spinat	Paprika
Zuckerschoten		Petersilie
Kichererbsen	Obstessig	Sellerie
Bambussprossen		Zwiebeln
Weinblätter		
Honigmelone	süße, ungespritzte	saure Äpfel
Himbeeren	Äpfel	
Kaki	Bananen	saures Obst
Lychees	Birnen	Beeren/Steinobst
Mango		Zitrusfrüchte
Papaya		Weintrauben
frische Feigen		
Mandeln		Nüsse
Mandelmus (ohne Schale)		
Kokosnuß		
	Ursüße	Zucker
Ahornsirup (reiner!)	Birnendicksaft	
Canderel-Süßstoff		
Mineralwasser	Leitungswasser	Teemischungen
Volvic Wasser		Fenchel-, Kamillen-,
		Pfefferminztee;
		Limonaden und Cola-
		getränke sind
		grundsätzlich zu meiden.

Wie ernähren Sie sich richtig?

Nachdem Sie mir durch die vorigen – wie ich meine, notwendigen – Kapitel gefolgt sind, bin ich Ihnen nun eine Antwort auf die Frage schuldig: Wie soll man sich ernähren, um abzunehmen?

Ein Patentrezept können Sie von mir nicht erwarten. Vielleicht haben Sie schon viele Versuche gemacht und niemals den erhofften Erfolg gehabt. Mein Wunsch an Sie ist nun, daß Sie auch **Denken Sie mit!** im folgenden mitdenken und aus den Vorschlägen und Richtlinien, die ich Ihnen vorstelle, die für Sie passenden auswählen.

Die Schwierigkeit liegt ja darin, daß ich Sie nicht vor mir habe wie meine Patienten und ich deshalb nicht wissen kann, ob Sie eine Nahrungsmittel-Allergie haben, wie es mit Ihrer Verdauung aussieht, ob Sie besonders kohlenhydratempfindlich sind, ob Sie zu den Eßsüchtigen gehören. Ich erfahre und sehe nicht, ob Sie nur ein paar Kilo loswerden möchten, oder ob Sie zu den »Problemfällen« gehören. Sie müssen sich also hier zum Experten in **Experte in eigener Sache** eigener Sache machen, wobei ich hoffe, daß Ihnen meine Empfehlungen nützlich sein werden!

Wie ich eingangs schon sagte, bringt das Kalorienzählen und Kauen auf dem hohlen Zahn auf die Dauer kaum weiter. Nicht nur, daß man seine Umgebung damit nervt, man wird es auch irgendwann leid und »läßt alle Fünfe wieder gerade sein«. Dementsprechend halte ich auch überhaupt nichts von dem Ratschlag, stets noch etwas hungrig vom Tisch aufzustehen.

Sie dürfen und sollen sich also satt essen – aber: Die Portionen auf ein vernünftiges und zuträgliches Maß herunterzuschrauben, und vor allem das unkontrollierte Zwischendurchessen einzustellen, ist natürlich schon gefordert.

Grundforderungen einhalten Der Erfolg hängt wesentlich davon ab, daß Sie die vier Grundforderungen einhalten:
- Richten Sie Ihre Ernährung in Menge, Auswahl und Zusammenstellung der Lebensmittel so ein, daß Ihr Verdauungsapparat das Angebotene leicht und ohne Zeichen von Protest bewältigen kann (→ Seite 14).
- Vermeiden Sie konsequent alle Nahrungsmittel-Allergene (→ Seite 44).
- Reduzieren Sie die Menge der Kohlenhydrate auf das Ihnen zuträgliche Maß.
- Verzichten Sie auf Fertignahrungsmittel mit chemischen Zusatzstoffen.

Weniger und einfacher essen

»Der Mensch ist, was er ißt« heißt ein altes Sprichwort. Richtiger müßte es heißen: »Der Mensch ist, was er verdaut!«
Daß es bei den meisten mit der einwandfreien Funktion von Magen und Darm hapert, wurde schon besprochen (→ Seite 14). Bevor Sie aber versuchen, die gestörten Verhältnisse mit allerhand Medikamenten oder gar Abführmitteln – die Ihren Darm auf Dauer nur lähmen! – zu bessern, empfehle ich Ihnen, eine einfache Überlegung anzustellen: Was tun Sie, wenn Sie sich den Fuß verstaucht haben? Sie schonen ihn, vermeiden jede Belastung, lassen ihm sogar einen Verband verpassen, um ihn ruhigzustellen! Gehen Sie so auch mit Ihrem gequälten Darm um? Wenn Sie ehrlich sind, müssen Sie wie zahllose Mitmenschen eingestehen, daß Sie dieses geplagte Organ tagtäglich weiter malträtieren, überfordern, ihm mehr abverlangen, als es zu leisten vermag.

Den Darm schonen

Achten Sie deshalb darauf: Völlegefühl, breiige ungeformte, vielleicht auffallend hellgelbe Stühle, Blähungen, ein aufgetriebener Leib, Kollern im Bauch, Verstopfung oder Durchfälle zeigen an, daß mit Ihrer Verdauung etwas nicht stimmt!
In diesen Fällen rate ich Ihnen:

• Essen Sie nichts Schwerverdauliches. Dazu gehören Hülsenfrüchte, alle Kohlarten, Vollgetreide, Frischkornmüsli, auch Vollkornbrot(!), Rohkost, Zwiebeln, Sauerkraut, saures Obst. Essen Sie kein fettes Fleisch, vor allem kein Schweinefleisch!

Schonkost

In ausgeprägten Fällen müssen Sie vielleicht zu Anfang sogar eine regelrechte Schonkost einhalten. Dazu eignen sich Kartoffel-, Hafer-, Gerstenflocken- oder Reissuppen, Haschee von magerem Geflügel, Kartoffelpüree, pürierter Spinat, Mangold, Zucchini oder Auberginen, Bananen, Melone, Zwieback, Knäckebrot mit wenig Butter, um nur einige Vorschläge zu machen.

• Daß Sie alles Süße strikt weglassen müssen, weil es Gärungsvorgänge fördert, versteht sich eigentlich von selbst.

Maß halten

• Halten Sie Maß beim Essen! Passen Sie die Mengen der Leistungsfähigkeit Ihres Verdauungssystems an. Bekommen Sie negative Rückmeldungen, wie sie gerade beschrieben wurden, haben Sie zuviel gegessen (oder das Falsche!).

• Gönnen Sie Ihrem Verdauungssystem Ruhepausen! Die Unsitte, immer mal wieder zwischen den Mahlzeiten etwas zu essen und abends vor dem Fernseher noch Nüsse, Cracker oder

Chips zu knabbern führt zu einer ständigen Überforderung Ihres Verdauungssystems.

Dreimal täglich kleine Mahlzeiten

Drei bis vier Stunden Pause sollten Magen und Darm gegönnt werden, bevor Sie sich zur nächsten Mahlzeit setzen. Es genügt, dreimal am Tag zu essen. Manche Menschen essen sogar nur zweimal, indem sie das Abendessen weglassen oder sich mit einer wirklichen Kleinigkeit begnügen, falls sie Hunger bekommen. Das ist deshalb sinnvoll, weil die Verdauungskraft morgens und mittags am größten ist. Was noch abends im Magen angeliefert wird, gärt, fault und führt zu schweren Träumen oder Schlaflosigkeit.

Kampf dem Durcheinander!

Wir essen aber nicht nur zuviel, zu schwer Verdauliches, zu oft und zu spät, sondern auch zu viel durcheinander! Machen Sie sich einmal Gedanken darüber, wie viele verschiedene Nahrungsmittel und Zutaten unser Körper bei einem normalen Drei-Gänge-Menü zu bewältigen hat.

Der amerikanische Arzt *Dr. Howard Hay* hat schon in den 30er Jahren darauf hingewiesen, wie sehr unsere Verdauung davon abhängt, wie unsere Mahlzeiten zusammengesetzt sind. Überwiegend eiweißhaltige und kohlenhydratreiche Speisen sollten nicht in der gleichen Mahlzeit, sondern zu verschiedenen Zeiten aufgenommen werden. Zu Recht nannte Hay seine Empfehlung, die sich in den letzten Jahrzehnten millionenfach bewährt hat, die *Hay'sche Trennkost*.

Hay'sche Trennkost

• Eiweißhaltige Lebensmittel sind vor allem Fleisch, Fisch, Milch, Käse, Eier, Sojamehl.

• Kohlenhydratreiche Lebensmittel sind beispielsweise Getreide, Mehl, Brot, Nudeln, Reis, Kartoffeln, Zucker, Sirup, Honig, Bananen, Datteln, Feigen.

Sie kombinieren richtig, wenn Sie nun Ihren entsprechend geänderten Speiseplan Revue passieren lassen: Ihr Steak dürfen Sie sich jetzt nicht mehr mit Kartoffeln, Nudeln oder Reis servieren, keinen Käse und keine Wurst mehr auf Ihr Butterbrot legen.

Einfallsreich kombinieren

Glücklicherweise gibt es zwischen den unverträglichen Säulen Eiweiß und Kohlenhydrat eine verbindende Brücke, bestehend aus neutralen Speisen, die nach beiden Seiten hin kombiniert werden dürfen. Hier finden wir die meisten Gemüse, Eigelb,

Doppelrahmkäse ab einem Fettgehalt von 60 Prozent, Fette, Butter und Rahm (weil sie viel Fett und weniger Eiweiß enthalten als die Milch), Joghurt und Quark (weil sie als gesäuerte Milchprodukte schon »vorverdaut« sind).

So läßt sich die Wirkung erklären

Hay begründete seine Regeln damit, daß eiweißhaltige und kohlenhydrathaltige Speisen ein unterschiedliches Verdauungsmilieu benötigen: kohlenhydrathaltige ein basisches wie in Mund und Dünndarm, eiweißhaltige ein saures wie es im Magen durch die Magensäure besteht (→ Seite 23).

Gleichgültig, ob seine theoretische Erklärung nun hundertprozentig stimmt: Ich kann Ihnen jedenfalls nichts Besseres empfehlen, wenn es darum gehen soll, einen angeschlagenen Verdauungstrakt zu entlasten. Ein krankes Organ muß geschont werden, um zu gesunden. Immer wieder zeigt sich: Wenn es den Verdauungsorganen besser geht, festigt sich auch die allgemeine Gesundheit!

Besserung auch chronischer Krankheiten

Hay hat sich selbst mit seiner Kost von einer schweren Nierenkrankheit befreit; bei anderen Menschen haben sich nachweislich chronische Krankheiten wie Asthma, Rheuma, Herzleiden und vor allem Diabetes gebessert.

Wen wundert es da, daß sich mit der Trennkost auch eindrucksvolle Erfolge bei Übergewicht erzielen lassen? Ich selbst kann mich täglich bei meinen Patienten von der Wirksamkeit überzeugen und habe sie auch selbst mit gutem Resultat erprobt. Besonderer Vorteil: Man ist nach dem Essen nicht mehr müde!

Sicher wird Ihnen die Umstellung zunächst einiges Kopfzerbrechen bereiten. Sie sollten sich auch nicht Hals über Kopf in das Unternehmen Trennkost stürzen, sondern sich erst einmal mit der Materie näher vertraut machen. Dazu empfehle ich Ihnen das Buch *Die Hay'sche Trennkost* (→ Seite 105). Sie finden darin, neben der genauen Darstellung dieser Ernährungsmethode, eine Reihe erprobter Rezepte.

nfach essen!

Wenn Sie nicht voll auf die Trennkost einsteigen wollen, machen Sie es sich wenigstens zur Regel, möglichst einfach zu essen. Wie das am besten gelingt, habe ich in praktischen Ratschlägen zusammengefaßt (→ Seite 66).

Aber keine Sorge: Zum Asketen möchte ich Sie nicht umfunktionieren. Schließlich gehört ein schmackhaftes Essen auch zu den Quellen der Freude in diesem Leben. Doch sollten wir nicht die Augen vor der Tatsache verschließen, daß Essen eine allzu große Rolle in unserem Denken spielt.

**Genügsam –
der Gesund-
heit zuliebe**

Viele von uns werden sich noch daran erinnern können, mit wie wenig wir während des Zweiten Weltkriegs und in den ersten Jahren danach auskommen mußten – und um wieviel gesünder die Menschen damals waren! Und wenn man bedenkt, wieviel Hunger noch heute in weiten Teilen der Welt herrscht, wäre es da nicht geradezu ein Armutszeugnis, wenn es uns nicht gelingen sollte, unsere üppige Eßgewohnheit auf ein genügsameres Maß zurückzuschrauben, damit unser strapaziertes Verdauungssystem aufatmen und sich erholen kann?

Der Feind: Die Kohlenhydrate!

Wenn ich Ihnen anfangs sagte, daß Sie sich ruhig satt essen können, so soll das nicht heißen, daß Sie wahllos zugreifen dürfen. Ob und wieviel Fettpolster Sie ansetzen, hängt entscheidend davon ab, was Sie essen.

Prägen Sie sich ein: Kohlenhydrate sind die größte Gefahr für Sie! Jegliches Überangebot daran, das hörten Sie schon, wird vom Körper in Fett umgewandelt (→ Seite 22) und als »eiserne Ration« für Hungerzeiten an Po, Hüften, Bauch und Oberschenkeln abgelagert – eine sinnvolle Maßnahme der Natur, die sich in der Tierwelt und für Hungersnöte, die unseren Vorfahren nicht erspart geblieben sind, als lebensrettend bewährt hat. In unserer Wohlstands- und Überflußgesellschaft wird dieser Mechanismus jedoch unserer schlanken Linie und damit unserer Gesundheit zum Verhängnis. Denn es wird immer nur neues Fettgewebe auf-, aber niemals abgebaut.

**Bauen Fett-
polster auf**

**Süßigkeiten
streichen –
so schwer
es fällt**

Daß Sie sämtliche Süßigkeiten, Zucker, Schokolade, Gebäck, die üblichen Süß- und Nachspeisen streichen müssen, wird Ihnen einleuchten, sind derlei Verführer ja allgemein längst als Dickmacher bekannt und berüchtigt. Leider gehört »unser täglich Brot« auch in die Kategorie der Kohlenhydrate, und gerade das stellt ja nun eine tragende Säule unseres Speiseplans dar.

Ein Frühstück ohne Brötchen?

Oder ein Abendessen ohne Käse- oder Wurstbrot?

Ich kann Ihnen die bittere Pille nicht ersparen: Machen Sie bei den Kohlenhydraten nicht radikale Abstriche – und dazu gehört auch, daß Sie Nudeln, Pizza und ähnliche Köstlichkeiten weglassen –, so wird Ihnen kein Erfolg beschieden sein!

50

Allergisch auf Getreide

Gründe dafür, daß gerade Brot so leicht zu Übergewicht führt, liegen sicher darin, daß viele auf die eine oder andere Getreideart, vor allem auf Weizen, zunehmend aber auch auf Roggen allergisch sind (→ Seite 37). Zum anderen scheint gerade in der Verstoffwechselung der Kohlenhydrate eine bestimmte Störung häufig aufzutreten, ohne daß bislang erforscht ist, worin genau diese besteht. Es scheint dabei eine überschießende Insulinproduktion der Bauchspeicheldrüse eine Rolle zu spielen, die besonders häufig mit Übergewicht gekoppelt ist. Mit diesem Mechanismus ist auch das Phänomen der Eßsucht (→ Seite 99) eng verbunden, denn der Heißhunger beschränkt sich fast immer auf Kohlenhydrate.

Ich will nun nicht »das Kind mit dem Bade ausschütten«. Bei der Kohlenhydrat-Unverträglichkeit gibt es verschiedene Schweregrade. Vielleicht – und das wünsche ich Ihnen – sind Sie nur wenig davon betroffen. Dann genügt es, Ihren täglichen Konsum an Brot mäßig zu reduzieren, etwa auf zwei bis höchstens drei Scheiben am Tag. Andere müssen noch mehr Abstriche machen, in einigen Fällen vielleicht doch ganz darauf verzichten. Oder nur Knäckebrot essen.

Brotkonsum reduzieren

● Sie müssen sich selbst kritisch unter die Lupe nehmen und Ihre ganz persönliche Toleranzschwelle für Brot und andere Getreideprodukte herausfinden.

Meine Gewichtsprobleme hängen praktisch ausschließlich damit zusammen, wieviel Brot ich esse. Allein durch Weglassen von Brot habe ich in einem halben Jahr zwanzig Kilo abgenommen.

Bei Streß: Heißhunger

Sehr bald stellte ich fest, daß mein Brotkonsum wieder steigende Tendenz aufwies. Besonders unter Streß zog es mich an den Brotkorb. Und rasch zeigte die Waage Kilo um Kilo mehr an. Gleichzeitig fühlte ich mich nervös, geriet leicht in Panik, konnte mich schlecht konzentrieren, sah auffallend blaß aus und war öfter depressiv. Gerade als ich im vorigen Jahr unter großem Zeitdruck mein letztes Buch schrieb, geriet ich in dieses gefährliche Fahrwasser. Immer wenn mir eine Formulierung nicht einfiel oder es sonst irgendwie hakte, half ich mit einer Scheibe Brot nach. Als ich das Manuskript dem Verlag ablieferte, belief sich die stolze Bilanz auf acht Kilo mehr auf der Waage.

Was ich damit sagen will, unterstreicht noch einmal: Jeder muß für sich individuell herausfinden, wie er es speziell mit dem üblichen Brot hält.

Ich rate Ihnen deshalb: Verzichten Sie anfangs darauf! Gestatten Sie sich allenfalls eine geringe (!) Menge Fladenbrot (→ Seite 66) oder Knäckebrot.

Haben Sie so viel abgenommen, wie Sie sich vorgenommen hatten, können Sie sich langsam wieder an die Grenze vortasten, bei der Sie wieder Probleme bekommen. Vielleicht beginnen Sie erst einmal damit, wenn Sie versuchen wollen, die Zügel locker **Wachsam** zu lassen, sich nur am Wochenende Brot oder Brötchen zu **bleiben** genehmigen. Wachsam bleiben, heißt es hier allemal, denn es droht Rückfall! Nur zu schnell werden aus einer Scheibe Brot wieder zwei, drei und mehr.

● Es spielt keine Rolle, ob Sie die weißen Pappsemmeln essen oder Vollkornbrot (→ Seite 44). Zwar enthält letzteres mehr wichtige Vitalstoffe, aber Sie nehmen von beiden gleichermaßen zu!

Sie müssen wissen: Die pauschale Behauptung, man könne seinem Gewichtsproblem beikommen, indem man von allem nur die Hälfte ißt, stimmt nicht! Die einzelnen Lebensmittelgruppen schlagen – unabhängig von den Kalorien! – unterschiedlich zu Buche. Fette Bratkartoffeln beispielsweise, auch in größeren Portionen, haben mir nie etwas ausgemacht, und ich bin auch nie in die Gefahr geraten, davon mehr zu essen. Gefährlich wird nur alles, was mit Getreide oder Zucker zusammenhängt. Ich bin davon überzeugt, daß es den meisten von Ihnen wohl ähnlich ergeht!

Vor Zusatzstoffen wird gewarnt!

Die gesundheitsschädigende Wirkung der zahllosen Chemikalien, Hilfs- und Zusatzstoffe, mit denen wir seit der Industrialisierung unserer Nahrung traktiert werden, macht immer mehr von sich reden. Wer kann bei der fast unüberschaubaren Zahl von **Nicht zu** Konservierungsmitteln, Farbstoffen, Aromazusätzen, Emulgatoren, Quellmitteln und dergleichen noch den Überblick behalten? **überblicken** Zwar sind nicht alle mit den bekannten E-Nummern (→ Bücher, die weiterhelfen, Seite 104) gekennzeichneten Stoffe gleich bedenklich, von allen aber gilt gleichermaßen: Die Natur hat sie in unserer täglichen Ernährung nicht vorgesehen!

Und keine noch so gründlichen Untersuchungen oder Tierversuche waren bislang in der Lage festzustellen, welche Wirkungen auf die feinabgestimmten Vorgänge in unserem Organismus daraus resultieren; vor allem welche Verbindungen sie oder ihre Abfallprodukte in unserem Körper untereinander eingehen, und welche Wechselwirkungen sich daraus ergeben.

Stoffwechsel-störungen

Immer mehr zeichnet sich ab, daß unser Enzymsystem durch diese körperfremden Chemikalien in bedenklichem Maß belastet wird. Auch das Darmmilieu, insbesondere die uns so nützlichen Darmbakterien werden von chemischen »Nahrungsergänzungen« gestört. In immer stärkerem Maß gilt dies auch für die Pestizidrückstände in Obst und Gemüse, die wir ebenfalls mitschlucken. Es ist weiter sehr wahrscheinlich, daß wir die grassierende Zunahme der Nahrungsmittel-Allergien ebenfalls den Zusatzstoffen verdanken, die das Entgiftungsorgan Leber und das Bindegewebe belasten.

Daß Sie sich als Übergewichtiger solche Belastungen nicht leisten können, liegt nach allem, was wir zuvor besprochen haben, auf der Hand.

Auf Fertig-produkte verzichten!

● Ich rate Ihnen, im Interesse Ihrer Gesundheit und Ihres Gewichts auf alle Fertignahrungsmittel mit Zusatzstoffen zu verzichten!

Das bedeutet zwar, daß Sie in der Küche mehr als bisher Hand anlegen müssen, und wer ist schon darauf erpicht, wenn er sich an die Bequemlichkeit bei der Zubereitung unserer modernen Minutengerichte gewöhnt hat! Perfektionierte Küchengeräte mögen Ihnen den Entschluß erleichtern, sich und Ihre Familie auch einmal mit selbstgemachtem Kartoffelpüree zu beglücken oder Knödel aus frischen Kartoffeln zu bereiten, statt sie zwar schneller, aber weit weniger schmackhaft mit dem schwefelhaltigen Pulver aus dem Beutel herzustellen. Kreieren Sie Suppen und Soßen wieder nach eigener Fantasie, statt auf Fertigprodukte aus der Lebensmittelindustrie zurückzugreifen.

● Bereiten Sie Suppen oder Soßen in größerer Menge, als Sie für eine Mahlzeit brauchen, und frieren Sie sie portionsweise ein.

Obst, Gemüse aus biologi-schem Anbau

Obst, Gemüse, Kartoffeln und Getreide sollten Sie sich, soweit möglich, aus biologischem Anbau gönnen und damit die Bauern unterstützen, die sich auf ökologischen Anbau umgestellt haben. Sie tun damit nicht nur etwas für Ihre Gesundheit, sondern helfen auch zu retten, was an unseren überdüngten und ausgelaugten Böden noch zu retten ist.

Lebensmittelkunde für Übergewichtige

In diesem Kapitel soll davon die Rede sein, was Sie von den einzelnen Lebensmitteln wissen müssen, wenn Sie abnehmen wollen.

Getreide und andere Kohlenhydrate

Davon, daß Getreideprodukte wie Müsli, Brot, Gebäck, Kuchen, Nudeln oft der Knackpunkt Ihres Gewichtsproblems sind, und daß es hierbei vor allem heißt, sich einzuschränken, war schon verschiedentlich die Rede (→ Seite 50).

Zwar sind Vollkornprodukte wegen der darin enthaltenen Vitalstoffe gesundheitlich wertvoller. Sie werden davon auch schneller satt, während Sie zum Beispiel von weißen Semmeln eine nach der anderen verspeisen können, ohne daß Ihr Appetitzentrum »genug« signalisiert. Keinesfalls aber ist Vollkornbrot eine Garantie gegen Übergewicht! Auch die Verdaulichkeit läßt bei Brot erstaunlicherweise zu wünschen übrig – teils sicher deswegen, weil wir zuviel davon essen.

Vollkornbrot: keine »Garantie« gegen Übergewicht

Andererseits mögen Faktoren dabei eine Rolle spielen, die im einzelnen nicht ganz durchschaubar sind: Sind es die Backtriebmittel, deren verschiedene Inhaltsstoffe nicht mal den Bäckern bekannt sind? Ist es die Hefe, die vielen Nahrungsmittel-Allergikern schlecht bekommt? Oder spielt der moderne Backvorgang eine Rolle, bei dem die Backzeiten mittels hoher Temperaturen verkürzt werden?

Jedenfalls stelle ich fest, daß viele meiner Patienten Brot besonders schlecht vertragen und nach Vollkornbrot Blähungen bekommen.

● Essen Sie Brot nicht frisch – auch wenn es noch so gut schmeckt –, sondern lassen Sie es altbacken werden. Sie müssen dann auch mehr kauen, was der Verdauung dienlich ist. Besser verträglich sind:

● *Fladenbrot*, das Sie sich selbst leicht herstellen können (→ Seite 66), hat den Vorteil, daß Sie auch die Zutaten selbst bestimmen können, zum Beispiel Hafermehl, Gerstenmehl, Reismehl, mit dem Sie sich bei einer Roggen- oder Weizenallergie behelfen können.

Brot und Waffeln selbst backen

● *Waffeln* aus Maismehl, Amaranth, Hafer, Gerste, Buchweizenmehl sind eine Möglichkeit, sich ebenfalls vom Bäcker unabhängig zu machen (keine Backtriebmittel, keine Hefe!).

- Auch der *Matzen* ist gut verträglich.
- *Knäckebrot* – für Nahrungsmittel-Allergiker ohne Milch und Hefe!
- *Pumpernickel* wird über längere Zeit bei niedriger Temperatur gebacken. Lassen Sie ihn einige Tage an der Luft liegen, bis er hart ist. Sie müssen jeden Bissen tüchtig kauen (am besten 30mal!). Frisch ist Pumpernickel wie Vollkornbrot ein »Hammer«, für angeschlagene Verdauungsorgane unzuträglich und für Roggen-Allergiker sowieso tabu.
- Das *Müsli* darf bei einer kritischen Betrachtung der Getreidearten nicht fehlen. Seit langem schon gilt der morgendliche Müsli-Teller als Inbegriff des gesunden Frühstücks. Das vielgepriesene Müsli hat aber, das muß leider gesagt werden, auch seine negativen Seiten.

Woraus besteht Ihr Müsli?

Schroten Sie das Getreide selbst, sind zwar alle Vitalstoffe enthalten, jedoch haben Sie eine wahre Allergenbombe auf dem Teller, wenn Sie auf diese Getreide allergisch sind. Da immer wieder die gleichen Arten verwendet werden, schaukelt sich eine solche Allergie besonders leicht auf, desgleichen, wenn Sie sich eine Müslimischung aus mehreren Kornarten kaufen (Sechskorn zum Beispiel). Jeden Tag bekommt es Ihr Körper mit der gleichen Information zu tun, eine Situation, die der Entstehung von Allergien Vorschub leistet.

- Beugen Sie der Ausbildung einer Allergie vor, indem Sie Ihr Müsli jeden Tag mit anderen Getreideflocken zubereiten.

Müsli bei Trennkost

Will man die Regeln der Trennkost nach Dr. Hay anwenden (→ Seite 48), so verbietet es sich, Getreide, Früchte und Milch – also Kohlenhydrate und Eiweiß – zu mischen. Besser ist es, Sie machen das Müsli mit verdünnter Sahne (enthält in erster Linie Milchfett und weniger Milcheiweiß) oder mit Joghurt (durch die Säuerung leichter verträglich). Beides ist, ebenso wie Quark, bei der Trennkost zusammen mit Kohlenhydraten erlaubt.

- Kuchen, Kekse, Gebäck jeder Art, auch Salzstangen, müssen Sie natürlich streichen, wenn Sie abnehmen wollen!

Gewissenhaft beachten!

Für die *Nahrungsmittel-Allergiker* unter Ihnen möchte ich noch eine Empfehlung hinzufügen: Sie reagieren besonders oft empfindlich auf Weizen, aber auch auf Roggen. Wenn Sie diese Getreidearten nun als Vollkornprodukte verzehren, so wirkt sich deren Allergenpotenz wesentlich stärker aus, als wenn Sie Produkte aus dem eigentlich »ungesunden« Auszugsmehl zu sich nehmen. In den ersten vierzehn Tagen eines Abmagerungs-

Vorsicht bei Weizen und Roggen

versuchs sollten Sie am besten auf diese beiden Hauptgetreidearten verzichten.

● Danach prüfen Sie die Verträglichkeit einzeln – zunächst weiße Brötchen aus Weizen, eine Woche später ein reines Roggenbrot. Beobachten Sie sich: Steigt das Gewicht wieder an, treten Beschwerden auf? Wenn ja, heißt dies, daß Sie auf diese Getreidearten allergisch sind und sie mindestens zwei Monate vermeiden sollten, bevor Sie einen neuen Versuch starten.

Das süße Laster

Mit diesem Kapitel sind wir schnell fertig: Alle mit Zucker gesüßten Versuchungen müssen gestrichen werden, auch Süßspeisen und Desserts!

Auf Zucker verzichten – so schwer es fällt

● Der *braune Rohrzucker* enthält zwar einige natürliche Inhaltsstoffe des Zuckerrohrs mehr als der weiße (und er ist frei von Bleichmittelrückständen), daß er aber gesund sei, ist ein Ammenmärchen. Süß ist er auch und damit ein konzentriertes Kohlenhydrat und ein Dickmacher!

● Für *Honig* gilt das gleiche.

● *Ahornsirup* (kaufen Sie den teureren, er ist reiner in der Qualität), Birnendicksaft, Ursüße (getrocknetes Zuckerrohr; Reformhaus) sind für Nahrungsmittel-Allergiker in den meisten Fällen verträglich. Auch sie haben jedoch den Nachteil, daß es sich um raffinierte, also leicht aufschließbare und damit den Fettansatz fördernde Nahrungsmittel handelt, die außerdem das Darmmilieu schädigen und zu einem Hochschnellen des Blutzuckerspiegels mit nachfolgenden Unterzuckerzuständen führen (→ Eßsucht, Seite 99).

● *Trockenfrüchte* können als Notlösung einmal herhalten, wenn Sie besonders zu Beginn Ihrer Ernährungsumstellung noch ein unbezwingbares Bedürfnis nach Süßem befällt. Durch ihren hohen Fruchtzuckergehalt schaukeln sie jedoch ebenfalls die Eßsucht auf, besonders wenn sie, wie häufig bei Datteln und Feigen der Fall, in Glukose getaucht sind.

Als Ersatz: Süßstoff

● *Süßstoff* enthält Chemikalien, die dem Körper nicht gerade dienlich sind. Ich bevorzuge *Canderel-Tabletten* (Apotheke, Reformhaus), mit denen man zwar nicht kochen kann, die jedoch für Getränke und zum nachträglichen Süßen von Speisen gut geeignet sind. Sie enthalten Phenylalanin, eine körpereigene Substanz. Unter allen Süßungsmitteln scheint mir dieser Süßstoff das kleinste Übel zu sein.

Je größer der Bogen ist, den Sie um alles machen, was süß schmeckt, desto eher kriegen Sie bei Ihrem Vorsatz, abzunehmen, die richtige Kurve!

Milch, Käse und Eier – mit Aber

Dickmacher sind Milch, Käse, Quark und Joghurt nicht. Von dieser Seite her gibt es also auch keine besonderen Einschränkungen.

Vorsicht: Allergene!

Das große Aber betrifft die Nahrungsmittel-Allergiker unter Ihnen. Denn für sie sind alle Produkte aus Kuhmilch die größte Gefahrenquelle: Die Kuhmilch und damit auch Käse sind das Allergen Nummer 1.

Wahrscheinlich steigt die Nahrungsmittel-Allergie deshalb auch so sprunghaft an, weil bei vielen Menschen Kuhmilchprodukte in der Ernährung eine große Rolle spielen. »Käsefans« sind unter den Patienten, die zu mir kommen, in der Überzahl!

● Wenn Sie nicht ganz sicher sind, ob Sie eine versteckte Nahrungsmittel-Allergie (→ Seite 37) haben oder nicht, rate ich Ihnen, anfangs Kuhmilchprodukte zu meiden!

Alternativen

Sie können auf Käse aus *Ziegen-* oder *Schafsmilch* ausweichen, wobei allerdings darauf zu achten ist, daß die Produkte hundertprozentig »sauber« sind, sie auch nicht den geringsten Anteil an Kuhmilch enthalten. Im Winter steht *Ziegenmilchpulver* zur Verfügung.

Auch *Stutenmilch* ist für Nahrungsmittel-Allergiker gut verträglich und durch ihren Enzymgehalt fast als Heilmittel für den Darm anzusehen. Es werden darum auch regelrechte Kuren mit Stutenmilch empfohlen. Leider ist das kein billiges Vergnügen (→ Seite 106).

● Wenn Sie bereits abgenommen haben, können Sie einen Test mit Joghurt machen. Nehmen Sie darauf zu oder beobachten Sie das Auftreten von Beschwerden, müssen Sie Milchprodukte für längere Zeit meiden. Nach einem halben Jahr kann ein erneuter, vorsichtiger Versuch mit Joghurt gewagt werden.

allergischen Reaktionen: zum Arzt!

Wenn Sie zu akuten allergischen Reaktionen neigen, fragen Sie vor dem Test mit Milchprodukten Ihren Arzt! Es könnte im Einzelfall zu heftigen Symptomen kommen wie Schwellung der Kehlkopfschleimhaut oder Kreislaufstörungen.

57

Auch *Eier* machen nicht dick. Hartgekochte Eier haben einen hohen Sättigungswert, da sie lange im Magen verbleiben.

Allergiker: Vorsicht Für Nahrungsmittel-Allergiker sind sie allerdings meist unverträglich und können bei ihnen die Gewichtsabnahme blockieren.

Fleisch – fast ohne Bedenken

Fleisch – es muß ja nicht unbedingt fettes *Schweinefleisch* sein, das sowieso ungesund ist – stellt eine wichtige Quelle zur **Eiweißquelle** Eiweißversorgung dar, gerade auch für Nahrungsmittel-Allergiker, die Kuhmilchprodukte und Eier meiden müssen.

Greifen Sie zu Beginn Ihrer Nahrungsumstellung ruhig öfter auf Fleisch oder Fisch zurück. Denn Sie sollen ja nicht hungern, und der Sättigungseffekt ist dabei größer als bei Rohkost.

Wenn sich Ihr Speiseplan eingespielt hat und Sie sich auf kleinere Portionen eingestellt haben, sollten konzentrierte Eiweißmahlzeiten, also Fleisch und Fisch, auf zwei- bis dreimal die Woche beschränkt bleiben.

Rindfleisch sollten die Nahrungsmittel-Allergiker unter Ihnen besser meiden.

Lamm, Kalb (kein Milchkalb), Huhn, Pute sind in der Regel gut verträglich.

Fleisch bei Trennkost Wenn Sie sich an die Regeln der Trennkost (→ Seite 48) halten wollen, sollten Sie Fleisch nicht mit Kartoffeln, Reis oder Nudeln kombinieren, sondern nur mit Rohkost, Salat oder Gemüse.

Wurst und Schinken sind Sie zwar wahrscheinlich gewohnt, Sie sollten sich jedoch Alternativen als Brotbelag einfallen lassen. Einige Möglichkeiten empfehle ich Ihnen in den Eßvorschlägen (→ Seite 66). Nach der Trennkost (→ Seite 48) sind Wurst- oder Schinkenbrote nicht gestattet, da das eine konzentrierte Eiweiß-, das andere eine Kohlenhydratkost darstellt. Mich stört darüber hinaus, daß ich nicht weiß, was der Metzger so alles in die Wurst hineingemischt hat.

Fisch liefert recht leicht verdauliches Eiweiß und bietet darum **Fisch als** gegenüber einer Fleischmahlzeit, die vergleichsweise schwerer **Eiweißquelle** im Magen liegt, gewisse Vorteile. Nahrungsmittel-Allergiker vertragen allerdings Seefisch oft nicht. Akzeptabel sind gewöhnlich Forelle, Lachs, Zander, Hecht und Karpfen.

Für Fisch und Fleisch gilt gleichermaßen, daß diese konzentrierte Eiweißkost, mittags gegessen, um diese Zeit auch besser verdaut werden kann, als mit einer zu späten Abendmahlzeit aufgenommen. Während Kohlenhydrate im Darm der Gärung anheimfallen, entwickeln sich bei einer Verdauungsstörung durch Eiweiß leicht Fäulniserscheinungen. Dabei entstehen äußerst gesundheitsschädigende Gase – kenntlich an übelriechenden Blähungen –, die auch über die Darmwand in den Körper aufgenommen werden, die Leber belasten und zu Depressionen, Reizbarkeit und Schlafstörungen führen.

Verdauungsstörung durch Eiweiß

● Ein Überangebot an Fleisch oder Fisch ist unserem Körper nicht zuträglich. *Professor Dr. Lothar Wendt,* Frankfurt, hat nachgewiesen, daß die *Eiweißmast* nicht selten die Ursache für chronische Leiden wie *Rheuma* und *Bluthochdruck* ist.

Noch dazu sägen wir mit der jedes vernünftige Maß überschreitenden Tiermast am Ast unserer Existenz: Die tropischen Regenwälder werden gefällt, um Weideland zu gewinnen, und in unserem Land vergiftet die Gülle Boden und Grundwasser. Um den immer noch immensen Bedarf an Fleisch zu decken, werden überdies bei der Aufzucht Methoden angewandt, die für die Tiere eine Folter darstellen und für uns durch Hormone, Beruhigungsmittel und Antibiotika (mit eine Ursache für das überschießende Pilzwachstum in unserem Darm) eine ständige Gesundheitsschädigung, da wir all diese Präparate über das Fleisch auf unserem Teller mitschlucken.

Obst in Maßen

Früchte sind zu empfehlen, weil sie als vitalstoffreiche Frischkost den Körper mit Vitaminen versorgen. Für die Nahrungsmittel-Allergiker unter Ihnen sind Zitrusfrüchte, Kiwis, Weintrauben und saures Obst verboten. Auch die Obstsorten, auf die Sie besonders »scharf« sind, müssen Sie als unverträglich verdächtigen. Das können zum Beispiel saure Äpfel oder Bananen sein.

taminquelle

● Zum Abnehmen essen Sie bis mittags nur Obst! Dabei heißt es allerdings auch maßzuhalten. Wer kein intaktes Verdauungssystem hat und des Guten zuviel tut, handelt sich leicht Gärungszustände in den Verdauungswegen ein mit allen beschriebenen Nachteilen (→ Seite 14). Aus diesem Grund sollten Sie auch abends kein Obst mehr essen.

Kein Obst am Abend

Es ist nicht günstig, Obst mit Getreideprodukten zu vermischen. Obst mit Quark, Joghurt oder Sahne ist dagegen erlaubt.

Es ist ein Irrtum zu glauben, Obst- oder Gemüsesäfte seien notwendig, um den Körper mit Vitaminen zu versorgen. Einen Apfel zu essen, ihn kräftig zu kauen und damit schon die Vor-

Möglichst keine Fruchtsäfte trinken

verdauung zu fördern, ist auf jeden Fall besser. Trinken Sie Saft, fehlt die Vorverdauung, außerdem täuschen Sie sich leicht in der zuträglichen Menge. Vier bis fünf ausgepreßte Orangen haben Sie schnell hinuntergespült; würden Sie so viele Früchte auf einmal auch essen?

● Trinken Sie keine fertigen Fruchtsaftgetränke; sie sind meistens mehr oder weniger stark gezuckert, enthalten chemische Zusatzstoffe oder ihnen wurden bei der Herstellung Enzyme aus Schimmelpilzen zugesetzt – eine der Ursachen für die Zunahme von Allergien.

Viel Rohkost und Gemüse

Gemüse, Rohkost, Kartoffeln sollten die Säulen Ihrer Ernährung sein, wenn es ans Abnehmen geht.

Gemüse sättigt, versorgt Ihren Körper mit den wichtigsten Mineralstoffen und regt die Verdauung an. Garen Sie das Gemüse schonend im Dampf- oder Römertopf, sonst gelangen die wertvollen Vitalstoffe nur ins Kochwasser.

Gut für den Körper

Für Rohkost gilt das Gesagte in noch höherem Maße. Manche Ernährungswissenschaftler fordern, daß alles, was Sie am Tag essen, zu zwei Dritteln roh sein sollte, also außer Obst Salate aus Karotten, Kohlrabi, Fenchel, rote Bete, Nüsse, Mandeln, grüner oder anderer Salat.

Hier heißt es jedoch wieder: individuell vorgehen und auf Gärungsvorgänge achten (Schnitzerkost → Seite 69). Auf jeden Fall sollten Sie mittags einen Teller mit Rohkost zu sich nehmen (Menge je nach Verträglichkeit). Abends empfehle ich, keine Rohkost mehr zu essen, sonst verwandeln Sie Ihren Bauch in einen Gärbottich.

● Rohkost unbedingt vor gekochten Speisen essen!

Sprossen und Keime

Günstiger sind Sie dran, wenn Sie Weizenkörner, Sonnenblumenkerne, Kürbiskerne, Sojabohnen, Hülsenfrüchte keimen lassen. Durch die Keimung wird Stärke bereits weitgehend in Zucker umgewandelt, so daß eine bessere Verdaulichkeit gegeben ist. Die im Samen ruhenden Wuchskräfte kommen voll zur Entfaltung. Es bilden sich *Enzyme* und *Vitamine* (zum Beispiel Vitamin C).

Sprossen und Keime können demnach als regelrechte Vitalstoffbomben bezeichnet werden. Es genügen 30 bis 40 Gramm pro Tag, das sind etwa zwei Eßlöffel voll (→ Bücher, die weiterhelfen, Seite 104).

**Kartoffeln:
keine
Dickmacher**

Kartoffeln sind – entgegen einer weitverbreiteten Meinung – keine Dickmacher! Im Gegenteil, es gibt sogar eine Kartoffel-Diät zum Abnehmen (→ Seite 105). Natürlich muß auch hier ein vernünftiges Maß eingehalten werden. Die Kartoffel ist vielseitig zu verwenden und wird Ihnen bei der Überlegung, was Sie kochen sollen, gute Dienste leisten, da Sie ja Ihren Konsum an Getreideprodukten einschränken sollten.

Fett muß nicht fett machen

Butter – am besten Sauerrahmbutter – ist für die meisten ein gut verträgliches, bekömmliches und wertvolles Lebensmittel.
Margarine verdient auf Grund des eingreifenden Herstellungs-prozesses und durch die Beigabe mancherlei Zusatzstoffe nicht das Prädikat »natürliches Lebensmittel«.
Butterschmalz oder ein *Kokosfett* können Sie zum Backen und Braten nehmen.
Öle sind wegen ihres Gehalts an lebenswichtigen Fettsäuren am wertvollsten, allerdings nur dann, wenn sie naturbelassen und kaltgepreßt sind. Sie können ihre gesundheitliche Wirkung auch nur dann entfalten, wenn sie nicht erhitzt werden. Geben Sie also das Öl, ob Sonnenblumen-, Distel- oder Olivenöl, erst den bereits gekochten Speisen zu.

**Öl
nicht erhitzen**

In erhitztem Fett bilden sich krebserregende Röstprodukte (äußerst bedenklich beispielsweise sind Pommes frites, wenn in der Fritteuse immer wieder dasselbe Fett benutzt wird). Es ist aus diesem Grund auch gesünder, Fleisch zu dünsten als zu braten. Ideal ist der schon erwähnte Römertopf, in dem Sie gleichzeitig Kartoffeln und Gemüse garen können.
Die Angst vor dem Fett mag Ihnen noch in den Knochen stek-ken, falls Sie sich früher mit dem Zählen von Kalorien geplagt haben. Jedoch sind nach meinen Erfahrungen Kohlenhydrate als Dickmacher weit mehr zu fürchten als Fett! Ich stelle auch bei meinen Patienten immer wieder fest, daß sie selbst bei großzü-gigem Verzehr von Fett abnehmen, wenn sie sich sonst an die von mir vorgegebenen Richtlinien halten.

Es ist weit weniger gefährlich, einen Kartoffel-Gemüse-Ein-topf durch einen ordentlichen Schuß Öl gehaltvoller zu machen, als bald wieder Hunger zu bekommen und dann zum Brot zu greifen.

Rund um Glas und Tasse

Viele von Ihnen werden es nicht gerne hören, wenn ich – wenigstens zu Anfang Ihrer Abmagerungsbemühungen – von *Kaffee* und *schwarzem Tee* gänzlich abrate. Doch gerade wenn Ihnen dieser Verzicht schwerfällt, besteht starker Verdacht darauf, daß Sie gegen diese beiden »Muntermacher« allergisch sind. Wie Sie an dem Beispiel sehen, das ich Ihnen geschildert habe (→ Seite 42), bringen Sie sich mit Kaffee- und Teegenuß leicht um den Erfolg Ihrer Bemühungen.

Kaffee und Tee: Allergene

Malzkaffee oder *Kräutertees* sind als Ersatz zu empfehlen. Bei letzteren allerdings müssen Nahrungsmittel-Allergiker vorsichtig sein: Viele von ihnen sind allergisch gegen Pefferminz- und Kamillentee und die roten Früchtetee-Mischungen. Wenig Risiko gehen Sie ein, wenn Sie Brombeerblätter-, Hagebutten-, Holunderblüten-, Weißdorn- oder Zinnkraut-Tee wählen (täglich wechseln und sehr dünn zubereiten!). Süßen können Sie das Getränk Ihrer Wahl, wenn überhaupt nötig, mit *Canderel-Süßstoff.*

Alternativen

Säfte sollten Sie vor allem anfangs nicht trinken, später allenfalls stark mit Wasser verdünnt.

Mineralwasser ist wegen der darin enthaltenen Kohlensäure für den Säure-Basen-Haushalt (→ Seite 23) des Körpers ungünstig. Wählen Sie deshalb besser ein reines, nicht sprudelndes Quellwasser wie Volvic, Vittel oder Contrex.

Viel trinken!

Trinken Sie ungefähr zwei Liter am Tag, damit das Bindegewebe gut durchgespült und die Schlacken herausgeschwemmt werden. Gerade Frauen nehmen oft viel zu wenig Flüssigkeit zu sich!

Cola-Getränke und *Limonaden* müssen selbstverständlich ganz gestrichen werden. Sie strotzen oft von Zucker oder enthalten chemische Zusätze.

Alkoholische Getränke sollten Sie ebenfalls meiden. Auch sie enthalten Kohlenhydrate und sind Dickmacher erster Klasse! Immer wieder begegnet man dem Phänomen, daß Menschen buchstäblich wie die Hefeklöße aufgehen, sobald sie sich angewöhnen, regelmäßig Bier, Wein, Sekt oder Schnäpse zu trinken. Wem es schwerfällt, darauf zu verzichten, muß die Hoffnung, sein Übergewicht jemals loszuwerden, fahren lassen, denn genauso wie Kaffee können auch Alkoholika, regelmäßig und zuviel getrunken, zu Allergenen werden (→ Eßsucht, Seite 99).

Keinen Alkohol!

Kleine Praxis des Essens

Um Ihnen den Einstieg in eine Umstellung Ihrer Ernährung zu erleichtern, gebe ich Ihnen einige praktische Ratschläge zu Ihrem Eßverhalten und im Anschluß daran Tips, wie Sie Ihren Speiseplan gestalten können.

• Essen Sie nur, wenn Sie Hunger haben, nicht aus Frust, Langeweile, Einsamkeit oder Ärger! Bevor Sie sich etwas in den Mund stecken, fragen Sie sich, ob Sie wirklich echtes Hungergefühl dazu treibt. **Nur bei Hunger essen**

● Manchmal lassen sich Hungergefühle gut durch Trinken überbrücken!

• Hören Sie auf zu essen, wenn sich ein Sättigungsgefühl einstellt. Bei vielen von uns ist dieser natürliche Regulationsmechanismus durch die ungesunde, denaturierte Kost mit zuviel Weißmehl und Zucker gestört. Sie können in sich hineinstopfen, bis sie platzen, ohne von ihrem Körper das Signal zu erhalten: Jetzt reicht's!

Wenn Sie sich an die Richtlinien dieses Buches halten, werden Sie dieses Signal wieder empfangen.

• Gewöhnen Sie Ihren Körper an *regelmäßige Mahlzeiten*. Er stellt sich dann zur rechten Zeit auf die Verdauungsarbeit ein. Wie viele Mahlzeiten Sie ihm anbieten, muß individuell entschieden werden. Manche Menschen kommen mit drei oder auch nur zwei Mahlzeiten aus, andere müssen im Lauf des Vormittags oder Nachmittags eine kleine Zwischenmahlzeit einnehmen. **Regelmäßig essen**

• Wenn die Gesamtmenge dessen, was Sie am Tag essen, dabei nicht über Gebühr zunimmt, ist gegen mehrere Mahlzeiten nichts einzuwenden. Untersuchungen haben sogar ergeben, daß diejenigen, die öfter eine Kleinigkeit essen, besser abnehmen als jene, die wenige, aber dafür um so größere Mahlzeiten zu sich nehmen.

• Sie sollten nicht laufend irgendetwas knabbern oder in den Mund stecken! Diese schlechte Angewohnheit müssen Sie unter allen Umständen aufgeben! Dazu gehört selbstverständlich auch das Essen vor dem Fernseher!

• Hungern Sie nicht und versuchen Sie nicht, eine Mahlzeit zu überschlagen. Manche verzichten auf das Frühstück oder das Mittagessen und freuen sich, daß sie »Kalorien eingespart« haben. Solche Kraftakte enden dann meist damit, daß später oder abends doppelt und dreifach gegessen wird, um den brüllenden **Nicht hungern**

Hunger zu stillen. Gerade dies setzt Fettpolster an! Abends sollten Sie sich, wie schon gesagt, besonders zurückhalten (→ Seite 48).

Mit Kohlen-
hydraten
»geizen«
• Wenn Sie »sparen« wollen, geizen Sie mit Kohlenhydraten, Ihren ärgsten Feinden! Wenn Sie zu wenig abnehmen, verzichten Sie für eine Weile auf alle Kohlenhydrate, sogar auf das Knäckebrot.

• Bestimmen Sie durch langsames Zulegen anschließend Ihren individuellen »Knackpunkt«: Nehmen Sie wieder zu, müssen Sie mit den Kohlenhydraten unter dieser Grenze bleiben. Von allem anderen, also Gemüse, Salat, Kartoffeln, Fisch, Fleisch, Obst, dürfen Sie soviel essen, bis Sie satt sind.

• Trinken Sie reichlich! Am besten ein stilles Quellwasser oder dünnen Kräutertee (→ Seite 62). Verzichten Sie auf Kaffee, Tee, Alkohol (→ Seite 62), wenigstens zu Anfang des Abmagerns.

• Versuchen Sie, bei der Auswahl Ihrer Gerichte Ihren Instinkt zu schärfen. Durch die übliche Fehlernährung ist er allerdings bei den meisten ziemlich geschwächt, so daß Sie anfangs skeptisch sein müssen, wenn Ihr Gefühl Ihnen signalisiert, daß Ihnen jetzt eigentlich ein fettes Stück Kuchen oder eine Tafel Schokolade gut täte. Je mehr Sie sich aber an eine gesunde Ernährung mit viel Rohem gewöhnt haben, um so sicherer wird Ihnen Ihr natürliches Empfinden als Wegweiser dafür dienen, was Ihr Körper gerade braucht.
Instinkt
schärfen

Der Ernährungswissenschaftler *Guy Claude Burger* (→ Bücher, die weiterhelfen, Seite 104) hat die »Instinktotherapie« sogar zum Prinzip erhoben. Seine Anhänger essen nur das, was ihnen zusagt, nachdem sie daran gerochen haben. In der Tat beobachtete ich in meiner Praxis immer wieder Kinder, die allein durch Riechen an Lebensmitteln sagen können, ob sie darauf allergisch reagieren oder nicht. Wir Erwachsenen müssen unseren Instinkt erst wieder trainieren, bevor wir Nase und Gefühl trauen können.

Gelassenheit
ist wichtig!
• Beobachten Sie nicht wie hypnotisiert den Zeiger der Waage! Gehen Sie gelassen an Ihre Gewichtsabnahme. In der ersten Woche werden Sie infolge der Ausschwemmung von Wasser sogar zwei bis drei Kilo abnehmen. Das geht freilich nicht so weiter. Vielleicht sollten Sie sich nur einmal in der Woche wiegen, um sich durch kleine Tagesschwankungen nicht verunsichern zu lassen.

• Setzt die echte Gewichtsabnahme ein, so verlieren Sie pro Woche vielleicht ein halbes bis ein Kilo. Bei starkem Übergewicht nehmen Sie verständlicherweise schneller ab, als wenn Sie nur wenige Kilo zuviel auf die Wage bringen. Manchmal bleibt der Zeiger auch eine Weile stehen, Ihr Körper ist ja keine Maschine.

Entzugs-
heinungen?
urchhalten!

• Fühlen Sie sich in den ersten vierzehn Tagen nach der Kostumstellung nicht besonders gut, so kann dies auf Entzugserscheinungen nach Weglassen Ihrer Allergene beruhen – ähnlich wie bei einem Nikotin- oder Alkoholentzug. Schon das Weglassen von Kaffee oder Milch kann Ihnen dies eintragen. Halten Sie durch! Die Phase dauert nicht lange, und hinterher werden Sie sich um so wohler fühlen.

• Zusätzliche Nahrungsergänzungen sind im Prinzip nicht notwendig, denn Mangelerscheinungen brauchen Sie nicht zu befürchten, da alle Vitamine, Mineralien und Nährstoffe ausreichend zur Verfügung stehen.
Übrigens vertragen Nahrungsmittel-Allergiker Hefetabletten, Knoblauchkapseln oder Vitamin C- und Vitamin B-Präparate in der Regel schlecht.

• Wenn Sie Ihrem Körper zusätzlich etwas Gutes tun wollen, kann ich Ihnen den »Power Cocktail« von Green Angel empfehlen (→ Adressen, die weiterhelfen, Seite 106), eine wahre Vitalstoffbombe in Tablettenform. Die Tabletten enthalten gepreßtes Weizen- und Gerstengras, die blaugrüne Mikro-Alge, Chlorella-Algen und Alfalfa Luzerne und versorgen damit den Körper mit einer Reihe wichtiger Vitamine und Mineralstoffe, dazu den grünen Pflanzenfarbstoff Chlorophyll, der den Körper gleichzeitig entgiftet.
Über die segensreiche Wirkung von Weizengras, das Sie übrigens auch selbst züchten können, unterrichtet Sie das Heftchen *Weizengrassaft – Medizin für eine neue Zeit* (→ Seite 105).

»Power
Cocktail«

Vorschläge für Ihren Speiseplan

Die Tips, die ich Ihnen hier gebe, sollen Ihnen die Richtung weisen, wie Sie Ihren Speisezettel zum Abnehmen gestalten können. Einen Anspruch auf Vollständigkeit oder Ausschließlichkeit erheben sie nicht. Ihrer Fantasie und Kombinationsgabe sollen keine engen Grenzen gesetzt sein.

Frühstück

Fladenbrot mit Butter:
aus Weizen*, Roggen*, Hafer oder Gerste
mit stark sprudelndem Mineralwasser
(kein Backtriebmittel nötig)
einen Teig herstellen,
auf dem Backblech ausstreichen.
15 bis 20 Minuten im vorgeheizten Backofen bei 150 bis 200 Grad backen.

Knäckebrot mit Butter,
pürierten Himbeeren,
pürierter Banane,
Basilikumblättern, Kresse,
pürierter, leicht gesalzener Avocado.

Kartoffelsuppe (ohne Lauch!),
Spinatsuppe,
Kartoffeln mit Gemüse
und etwas Distel- oder Sonnenblumenöl
(Suppen ohne Brühwürfel oder Hefeextrakt!).

Obst (Apfel, Birne, Melone, Mango).

*1 hartgekochtes Ei** (nur zweimal in der Woche).

Mittagessen

• als Vorspeise:

Rohkostteller, wahlweise mit
grünem Salat, Kohlrabi, Gurke, Karotte*,
Tomate*, Avocado, Apfel, Sonnenblumer
Kürbiskernen – angemacht mit Distel- ode
Sonnenblumenöl und Essig oder mit
Sauerrahm oder Joghurt* und Kräutern
(→ Würzen, Seite 67).

• als Hauptgericht:

Kartoffeln mit Gemüse
(wahlweise grüne Bohnen, Kohlrabi, Spin
Zucchini, Aubergine, Fenchel,
dazu bis zu 2 Teelöffel Distel-, Sonnenblumen-, Maiskeim- oder Olivenöl).

Fleisch mit Salat oder Gemüse.

Fisch mit Salat oder Gemüse.

Kartoffelpuffer mit Apfel- oder Himbeerm
(gesüßt mit Canderel-Süßstoff).

Avocado mit Roastbeef.

Crevetten mit Ananas, Melone mit Bündn
Fleisch oder rohem Schinken.

Reis mit Gemüse oder Tomaten oder Pilz
(zum Beispiel Champignons oder Austern
pilze).

Kartoffelsalat mit frischer Gurke.

Die Desserts, mit denen Sie Ihre Mahlzeiten ergänzen können, sind kein Muß! Wenn Sie darauf verzichten können, um so besser!
*Die Lebensmittel, die mit einem * gekennzeichnet sind, kommen für Nahrungsmittel-Allergiker nicht in Frage.*

Rühreier* oder Spiegeleier* mit Spinat.

Tatar mit 1 Scheibe Knäckebrot.

Rote Bete mit Rindfleisch.

Tellerfleisch mit Wirsing.

Geräucherter Heilbutt mit Salat oder Gemüse.

Schafskäse mit Oliven, Tomaten*, Gurken.

Pellkartoffeln und Quarksoße* mit viel grünen Kräutern.

Hirse mit Gemüse.

Polenta aus Maisgrieß mit Gemüse.

• als Dessert:

Rote Grütze.

Avocadomus mit untergezogener Schlag-sahne (Canderel-Süßstoff).

Himbeeren mit gekochtem Tapioka.

Geschmorte Banane mit etwas geschlagener Sahne.

Eis aus Sahne und pürierten Himbeeren, gesüßt mit Canderel-Süßstoff.

Abendessen

Wenig *Fladen-* oder *Knäckebrot*
(⟶ Frühstück);

oder *wie mittags*
(dabei möglichst keine Eier, kein Fleisch, keinen Fisch, keine Rohkost, kein Obst).

Zwischendurch

Rohe Karotten* oder Kohlrabi.

Sonnenblumen-, Kürbiskerne oder Mandeln.

1 hartgekochtes Ei*.

Kaltes Huhn.

Ein Stück Hartkäse* mit Butter.

Würzen

Maggi aus der Flasche (keine Würfel!).

Dill, Basilikum, Rosmarin, Thymian, Liebstöckel, Kresse.

Hefebrühe, Paprikapulver, Pfeffer, Knoblauch, Zwiebeln und Gewürze mit ätherischen Ölen wie Zimt, Nelken, Anis, Kümmel sind von Nahrungsmittel-Allergikern zu meiden.

Diäten und Kuren unter der Lupe

Auf alle einseitigen Diäten, mit denen Sie angeblich oder auch tatsächlich in vierzehn Tagen fünf Kilo abnehmen, soll hier nicht eingegangen werden. Sie können nützlich sein, um mal ganz schnell wieder in Form zu geraten, wenn man durch Urlaub oder Festtage ein paar Pfunde zugelegt hat.Es ist dann auch egal, ob Sie nur Ananas, Reis, Kartoffeln, hartgekochte Eier oder irgendeine »Schlemmerdiät« zu sich nehmen, wie sie in der illustrierten Presse so erfolgversprechend angepriesen werden.

Dieses Buch hingegen, das sei nochmals betont, wendet sich an Menschen, für die ihr Gewicht ein Dauerproblem geworden ist.

Schnellkuren vergessen! Falls Sie, wie ich annehme, dazugehören, können Sie all die vielgepriesenen Schnellkuren ein für alle Mal vergessen!

> Der rasche Gewichtsverlust beruht in erster Linie auf einer Wasserausschwemmung. Deshalb ist das Glück auch nur von kurzer Dauer und bald sind die unschönen Polster – wie viele von Ihnen gewiß schon leidvoll erfahren haben – wieder an die bekannten Stellen zurückgekehrt.

Auf einige Kursysteme und Dauerdiäten möchte ich eingehen, um Ihnen zu zeigen, wo die jeweiligen Vor- und Nachteile liegen. Ich habe sie alle an mir selbst ausprobiert.

Atkins-Diät

• Grundidee: Übergewicht ist kein Problem von zuviel Kalorien, sondern Ergebnis einer Stoffwechselstörung im Zusammenhang mit Kohlenhydraten. Sie werden aus der Ernährung radikal ausgeklammert. Zucker, Getreideprodukte, Brot, Nudeln, Reis gibt es nicht; als einzigen Ersatz ein »Brot« aus Quark, Eiern, Soja. Die Ernährung stützt sich auf Fleisch, Fisch, Speck, Butter, Öl, Käse, Quark, Eier, Sahne, Gemüse, wenig Salat oder Obst.

• Vorteil: Man darf von den genannten Lebensmitteln soviel essen, wie man will, leidet also nicht unter Hungergefühlen. **Kein Hunger** Appetit und Hunger sind sowieso innerhalb weniger Tage komplett verflogen. Man ist schon nach wenigen Bissen satt und kann bald nicht mal mehr sein Steak aufessen. Der Heißhunger auf Süßes ist verschwunden. Die Zufuhr an Vitaminen und Mineralien ist nach der strengeren Anfangszeit, in der nur eine locker gepackte Tasse Salat am Tag erlaubt ist, ausreichend. Die Gewichtsabnahme ist drastisch und anhaltend. Man fühlt sich meist beschwingt und leicht, der Kopf wird klar.

• Nachteil: Die Umstellung der Ernährung ist für den Körper drastisch. Er wird einer ungesunden Eiweißmast ausgesetzt. Das Essen liegt wie ein Stein im Magen. Quälende Verstopfung stellt sich ein. Nach einer Weile revoltiert der Körper gegen die einseitige Ernährung – man kann kein Steak und keine Eier mehr sehen, und fällt wieder in alte Fehler zurück.

• Beurteilung: Das Hauptverdienst von Atkins liegt in der Erkenntnis, die ich uneingeschränkt teile, nämlich daß Dickwerden häufig mit einer Störung bei der Verstoffwechselung von Kohlenhydraten zusammenhängt. Auf längere Dauer ist die **Zu einseitig** empfohlene eiweißüberlastige Ernährung abzulehnen, da sie zu einer massiven Übersäuerung des Körpers führt (→ Seite 23) und chronische Erkrankungen wie Rheuma, Gicht, hohen Blutdruck provoziert. Außerdem werden die Hauptallergene, Milchprodukte wie Käse und Quark sowie Eier, nicht berücksichtigt. Vorübergehend mag die Atkins-Diät für Eßsüchtige eine Hilfe sein, um den Teufelskreis des unstillbaren Appetits zu durchbrechen.

Schnitzer-Kost

• Grundidee: Auf den Erkenntnissen der Ernährungsforscher *Bircher-Benner* und *Kollath* basierend, fordern *Schnitzer* und *O. Bruker* eine möglichst naturbelassene, vitalstoffreiche Kost, **Vollwert-** die zu siebzig Prozent aus Rohkost bestehen soll. Zum Frühstück **ernährung** wird selbstgeschrotetes Frischkornmüsli mit Früchten und Milch oder Joghurt empfohlen. Im übrigen viel Rohkost, Salate, Obst. Keine Weißmehlprodukte, kein Zucker, keine Zusatzstoffe oder gespritztes Obst und Gemüse.

• Vorteil: Richtig ist, daß wir heute zum großen Teil an einem Mangel an Mineralien, Spurenelementen und bestimmten Vitaminen leiden – zum Beispiel an Vitamin B1, das zur Verstoffwechselung von Zucker verbraucht wird, weshalb O. Bruker auch von Zucker als einem »Vitaminräuber« spricht. Die reichliche Versorgung mit diesen Vitalstoffen kommt dem Körper vielfältig zugute. Viele Menschen fühlen sich darum nach dem Umsteigen auf die rohkostreiche Vollwertkost deutlich besser und frischer. Krankheiten bilden sich zurück, mit der Verdauung klappt es besser.

• Nachteil: Viele vertragen die Umstellung nicht, bekommen Blähungen und einen aufgetriebenen Bauch, fühlen sich benommen. Es wird nicht berücksichtigt, daß Getreide ein sehr häufiges Allergen ist, das als Vollkorn genossen seine ganze Allergenpotenz erst so richtig entfaltet. Nach den Grundsätzen der Trennkost (→ Seite 48) ist Milch mit Getreideprodukten, wie in dem empfohlenen Müsli, schwer verdaulich.

Vorsicht bei einer Allergie

• Beurteilung: Sie muß in diesem Fall, da es um die Vollwertkost geht, etwas umfangreicher ausfallen. Im theoretischen Ansatz ist das Konzept richtig. In der Praxis jedoch werden viele Patienten unter der Vollwertkost nicht gesünder, weil sie sie gar nicht verdauen können.

Wir haben gesehen, was dann passiert: Gärungszustände entwickeln sich, es bilden sich gesundheitsschädigende Gase und Fuselalkohole, die in den Körper aufgenommen werden. Daher auch die rote Nase bei manchen Anhängern der Vollwertkost.

Der Körper magert ab, jedoch in einer Weise, die nicht die von Ihnen gewünschte sein kann, weil der Dünndarm durch die Gärungsvorgänge gereizt wird und die geschädigte Schleimhaut die Nährstoffe nicht aufnehmen kann. Die vermeintlich positive Wirkung auf Ihren Stuhlgang muß auch nicht unbedingt etwas Gutes bedeuten. Jede Reizung der Schleimhaut verursacht nämlich auch eine Anregung der Darmbewegungen und somit eine schnellere Entleerung. Das ist zum Beispiel dann der Fall, wenn ein Weizenallergiker morgens ein Frischkornmüsli ißt.

Probleme mi der Verdauu

Zu mir kommen viele Patienten, die durch die Vollwerternährung erst richtig krank geworden sind: Nahrungsmittel-Allergiker, deren Beschwerden sich vorher in Grenzen gehalten hatten, jetzt aber explodieren; Verdauungsgestörte, deren Darm die schwerverdauliche Roh- und Vollwertkost nicht mehr schaffen kann.

Vor Jahrzehnten, als die Väter der Vollwertkost die im Prinzip richtige Forderung nach einer bestmöglichen Versorgung des Körpers mit Vital- und darmanregenden Ballaststoffen erhoben, verfügten die Menschen noch über viel gesündere Verdauungsorgane. Die Lebensmittel-Technisierung, die vielen Zusatzstoffe und die Völlerei in unserer Wohlstandsgesellschaft haben es jedoch fertiggebracht, daß die Nahrungsmittel-Allergien sprunghaft zunehmen und nur noch fünf bis zehn Prozent der Menschen über ein wirklich einwandfrei funktionierendes Verdauungssystem verfügen.

Ein intakter Verdauungsapparat aber ist notwendig, will man mit der Vollwertkost nicht mehr schaden als nutzen. Leider aber wird diese Tatsache von den Befürwortern der Vollwertkost außer acht gelassen!

Brigitte-Diät
• Grundidee: Kalorienreduzierte Mischkost mit genauer Angabe der jeweils zulässigen Mengen in den Gerichten.
• Vorteil: Vielseitige Rezeptvorschläge. Erziehung zu kleineren Portionen.
• Nachteil: Keine Berücksichtigung von Nahrungsmittel-Allergien, da auch alle einschlägigen Allergene erlaubt sind.
• Beurteilung: Der Zwang zu ständigem Kalorienzählen und permanenter Selbstkontrolle läßt die Gedanken allzu sehr ums Essen kreisen und führt leicht zum »Schlankheitsterror«.

Weight-Watchers
Ähnliches wie für die Brigitte-Diät gilt auch für die Selbsthilfegruppe der Weight-Watchers.
• Beurteilung: Positiv zu bewerten ist die psychologische Unterstützung durch die Gruppe, negativ der verbissene Blick auf die Anzeige der Waage. Nahrungsmittel-Allergiker werden auch hier eher Mißerfolge ernten.

Kuren zum Abnehmen

Abgesehen von den eben erwähnten Möglichkeiten einer grundsätzlichen Umstellung der täglichen Ernährung, soll im folgenden darauf eingegangen werden, wie Sie durch eine Kur abnehmen können.

Fastenkur
Fasten können Sie in einem Sanatorium oder – wenn Sie gesund sind – auch in eigener Regie zu Hause. Fragen Sie am besten Ihren Arzt. Wichtig ist, daß Sie dabei sachkundig vorgehen. Eine gute Anleitung gibt Ihnen das im gleichen Verlag erschienene Buch von *Dr. med. Hellmut Lützner, Wie neugeboren durch Fasten* (→ Bücher, die weiterhelfen, Seite 105).
• Grundidee: Die Entlastung des Körpers von seiner täglichen Verdauungsarbeit gibt ihm die Möglichkeit zur Entschlackung, also dem Hinausbefördern von Abfallstoffen, die er im Laufe der Zeit auf seiner Müllhalde, dem Bindegewebe (→ Seite 21), deponiert hat. Mindestens sieben, gewöhnlich aber vierzehn bis einundzwanzig Tage nimmt man keine feste Nahrung zu sich. Die Versorgung mit Mineralstoffen und Vitaminen wird durch

71

Gemüsebrühe oder Säfte, wie beim *Tee- und Saftfasten nach Buchinger,* gewährleistet.

Auftrieb für Körper und Seele

• Vorteil: Das Großreinemachen des Körpers bewirkt nicht nur, daß man sich körperlich wieder fit fühlt, auch die Seele erhält dabei neuen Auftrieb.

Von alters her gibt es in allen Kulturen Fastenzeiten: Sitten, die sich über Jahrtausende halten, haben für gewöhnlich ihre praktische Bewährungsprobe bestanden. Die Gewichtsabnahme beträgt meist mehrere Kilo.

• Nachteil: Durch die Belastung mit Schadstoffen, die wir mitessen oder einatmen, sind bei vielen Menschen heutzutage die Ausscheidungs- und Entgiftungsorgane wie Leber, Niere und Darm stark belastet und geschwächt. Infolgedessen hat der Körper Schwierigkeiten, die durch das Fasten in Bewegung geratenen Schlacken abzustoßen.

Beschwerden wie Kopfschmerzen, Schwindel, Schlaflosigkeit und Depressionen können die Folge sein.

Beschwerde können auftreten

Außerdem besteht bei vielen heute ein Mangel an Magnesium, Kalium, Zink, Selen und Calcium. Einer der Gründe dafür ist die Überdüngung unserer Böden, durch die bereits unsere pflanzliche Nahrung zu wenig Mineralstoffe enthält. Die weitverbreitete Fehlernährung tut das ihre dazu.

Beim Fasten kann es deshalb leicht zu einer Entgleisung des Mineralstoffhaushaltes kommen, wird dieser nicht durch gezielte Gaben von Basenpulver oder entsprechenden Präparaten gestützt.

Der Arzt entscheidet

• Beurteilung: Ob Fasten für Sie nützlich ist, sollte Ihr Arzt entsprechend Ihrer gesundheitlichen Situation entscheiden.

Bei Übergewichtigen tritt noch eine Überlegung hinzu: Wird dem Körper Nahrung entzogen, so stellt er sich darauf ein, weniger Energie zu verbrauchen, er schaltet sozusagen auf Sparflamme. Setzt die normale Nahrungszufuhr wieder ein, behält er zunächst die Sparschaltung bei.

Das Resultat: Da weniger Energie für den Betrieb verbraucht wird, lagert der Körper um so mehr überflüssige Nährstoffe in Form von Fett ab. Mancher Übergewichtige bekommt deswegen nach dem Fasten von neuem Probleme mit seinem Gewicht.

Mayr-Kur

- Grundidee: Zur Entschlackung des Körpers gibt es nur alt-backene Semmeln, die so lange gekaut werden müssen, bis man nichts mehr im Mund hat. Dazu teelöffelweise Milch. Der Darm wird durch Glaubersalz von oben durchgeputzt und durch tägliche Einläufe von unten gereinigt. Jeden Tag gibt es eine spezielle, vom Arzt durchgeführte Bauchmassage zur Anregung des Darms.

Nur Semmeln und Milch sind erlaubt

- Vorteil: Besonders positiv hervorzuheben ist, daß von dem Initiator der Kur, dem Arzt *Franz Xaver Mayr,* den gestörten Darmverhältnissen besonderes Augenmerk gewidmet wird. Außerdem lernt man während der Kur das zur Verbesserung der Verdauung so wichtige, gründliche Kauen.

Heilt den Darm

Da nicht voll gefastet wird, ist der Entlastungseffekt der Mayr-Kur zwar auch recht stark, aber nicht ganz so drastisch wie bei vollem Fasten mit Gemüsebrühe oder Saft.

- Nachteil: Bei der heutigen Verbreitung der Nahrungsmittel-Allergie ist für die davon Betroffenen eine Mayr-Kur geradezu fatal. Denn Kuhmilch und Weizen (→ Seite 44) gehören ja zu den Hauptallergenen. Diese aber werden während der Kur täglich konsumiert – die sicherste Art, um eine Allergie auf diese Lebensmittel so richtig hochzuschaukeln.

Vorsicht: Allergene

- Beurteilung: günstig für Verdauungsgeschädigte. Gut zum Ab-nehmen. Für Nahrungsmittel-Allergiker nur in veränderter Form empfehlenswert. Die Mayr-Kur wird entweder in einem darauf spezialisierten Sanatorium durchgeführt oder ambulant unter Anleitung eines ausgebildeten Mayr-Arztes.

Schroth-Kur

Der Initiator *Johann Schroth* (mit Schrot hat diese Kur nichts zu tun!) wechselte während seiner Fastenkuren *Trockentage* mit kleinen und großen *Trinktagen* ab. Das Gewebe, so seine Vor-stellung, saugt sich an den Trinktagen wie ein Schwamm mit Flüssigkeit so richtig voll und wird an den Trockentagen wieder »ausgedrückt«. Auf diese Weise sei Durchspülung und Ent-schlackung des Bindegewebes besonders wirksam. An Trink-tagen ist bis zu 1 Liter Wein erlaubt (auch einmal ein klarer Schnaps).

Trink- und Trockentage

Alkohol ist erlaubt

Frühmorgens wird man aus dem Schlaf heraus in ein in kaltes Wasser getauchtes und ausgewrungenes Bettlaken eingeschla-gen, bis zum Hals in Decken gepackt und fest eingewickelt. In diesem *Ganzkörperwickel* (⟶ Seite 79) schwitzt und dünstet man ein bis zwei Stunden.

• Vorteil: Der tägliche Wickel fördert in idealer Weise die Entgiftung und Entschlackung des Körpers über die Haut. An Trinktagen schlägt die Stimmung, wie sich denken läßt, hohe Wogen. Der Wein stabilisiert auch den Kreislauf.

Alkohol belastet die Leber

• Nachteil: Alkohol während einer Fastenkur kann in meinen Augen nicht sinnvoll sein! Die Leber hat sowieso schon mehr zu tun, als sie schaffen kann, wie die bei Fastenpatienten häufig auftretenden Schmerzen im rechten Oberbauch beweisen. Nun wird sie noch zusätzlich mit Alkohol belastet!

Als Schroth im vorigen Jahrhundert mit seinen Kuren begann, waren die Menschen noch nicht so vergiftet wie heute und mögen den Alkohol während des Fastens besser verkraftet haben. Ich habe auf den Wein sofort Kopfschmerzen bekommen. Außerdem beobachtete ich während meiner Schroth-Kur, daß Patienten, die wohl ohnehin Probleme mit Alkohol hatten, während der Trinktage schwer über die Stränge schlugen und es mit dem erlaubten Maß an Alkohol nicht mehr sehr genau nahmen.

• Beurteilung: Die Gewichtsabnahme ist, wie bei allen Fastenkuren, überwiegend zufriedenstellend. Diese Kur wird in entsprechend spezialisierten Sanatorien durchgeführt. Für Alkoholgefährdete ist sie jedoch denkbar ungeeignet.

Ist eine Kur überhaupt sinnvoll?

Diese Frage läßt sich nicht mit einem glatten Ja oder Nein beantworten. Es kommt darauf an, was Sie sich für Ihr Gewichtsproblem davon versprechen, und wie Sie bei einer Kur geführt werden.

Wenig haben Sie davon, wenn Sie sich drei Wochen lang kasteien, ein paar Kilo abnehmen und sie danach schnell wieder zunehmen – bis Sie sich zum nächsten Versuch aufraffen. Als *Jo-Jo-Effekt* bezeichnet man dieses Auf und Ab des Gewichts, und alle Experten sind sich darüber einig, daß gerade solche Schwankungen für den Körper schädlicher sind als das Übergewicht selbst.

Auf und Ab des Gewicht ist schädlich

Bei meinen Kurpatienten lege ich stets besonderen Wert auf die folgenden Punkte:

• Aufstellung eines individuellen Speiseplans, wobei etwaige Nahrungsmittel-Allergene genau ausgetestet und danach ausgeklammert werden.

• Unter Anleitung üben die Patienten die notwendige Änderung der Eßgewohnheiten, so daß diese bei der Rückkehr nach Hause schon Verhaltensbestandteil geworden sind.

• Bei der Bewältigung etwaiger psychischer Faktoren, die für die Eß- und Gewichtsprobleme von Bedeutung sein mögen, hilft eine speziell ausgebildete Psychotherapeutin.

erstützende Methoden • Eine Reihe von Anwendungen aus der Biologischen Medizin unterstützen den Körper bei der Kostumstellung. Entgiftung, Entschlackung und energetische Stabilisierung werden gefördert durch *Dauerbrause*, *Massagen*, intensive *Darmspülungen mit dem Colonhydrotherapiegerät*, *Akupunktur*, *Homöopathie*, *Lycotronic-* und *Bicombehandlung*, beides feinenergetische Therapiegeräte, die mit den patienteneigenen Schwingungen arbeiten.

Ziel einer solchen Kur soll natürlich vor allem eine erste Gewichtsabnahme sein. Darüber hinaus aber bietet sich die Möglichkeit, während drei bis vier Wochen, vom Alltagsstreß befreit, gründlich über manches nachzudenken, was in Zukunft anders und besser zu machen ist. Man sollte die Chance zu einer Neuorientierung im körperlichen, aber auch im seelischen Bereich nutzen. **Die Ziele der Kur**

So unterstützen Sie Ihren Körper

Bewegung muß sein

Vielleicht fürchten Sie, ich würde Ihnen jetzt ein sattes Sportprogramm aufbrummen mit Kniebeugen, Liegestützen oder Joggen.

Natürlich tun Sie Ihrem Organismus durch körperliche Betätigung an frischer Luft etwas Gutes. Nichts wäre aber unphysiologischer, als einen schwerfälligen, untrainierten Körper nach der Hau-Ruck-Methode in sportliche Aktivitäten zu stürzen. Herz, Kreislauf und Gelenke könnten das gewaltig übelnehmen.

Es hat überdies keinen Sinn, die Augen vor der Tatsache zu verschließen, daß Übergewichtige nun mal meist bequem sind und sich selten zu körperlichen Hochleistungen aufschwingen. Versuchen wir es zunächst lieber mit der Politik der kleinen Schritte:

Langsam aufbauen

- Wie wäre es mit einem täglichen Spaziergang in strammem Tempo, wobei Sie, wenn es Ihnen Spaß macht, den Bogen immer weiter spannen können.
- Vielleicht gelingt es Ihnen, Ihren Partner vom Fernseher wegzulocken und zu einer gemeinsamen schönen Abendrunde vor dem Zubettgehen zu verleiten. Sie werden sehen, um wieviel besser Sie schlafen, wenn Sie Ihre Lunge und Ihr Gehirn mit Sauerstoff vollgepumpt haben!
- Bei geeigneten Sportarten wie Radfahren, Schwimmen, Langlaufen können Sie das Pensum Ihrer Leistungsfähigkeit anpassen.

Den Kreislauf hüpfen lassen

Spaß macht auch die Bewegung auf einem speziellen Trampolin, dem *Trimilin* (→ Adressen, die weiterhelfen, Seite 106). Zweimal fünf bis zehn Minuten täglich genügen schon, um Ihren Kreislauf und Ihr Lymphsystem in Schwung zu bringen.

Trampolin-springen

Sie haben es hier weniger mit einen Sportgerät zu tun als mit der Möglichkeit, durch das Springen und den damit bewirkten ständigen Wechsel der Schwerkraft Ihre Gewebsflüssigkeit in Bewegung zu bringen – ein ganz wichtiger Faktor für die Entschlackung des Bindegewebes (→ Seite 21), das von der Lymphflüssigkeit durchtränkt ist wie ein mit Wasser vollgesogener Schwamm.

Machen Sie sich dazu rhythmisch schwungvolle Musik aus der Stereo-Anlage an. Sie werden sehen, wie gut Sie sich danach fühlen.

● Beginnen Sie mit dem Trimilinspringen jedoch unbedingt langsam, etwa mit zwei bis fünf Minuten, je nachdem, wie Sie das Springen vertragen!

Stärkung der Lebensenergie

Wichtig für Ihr Wohlbefinden

Körperliches und seelisches Wohlbefinden hängen ganz entschieden davon ab, wie frei und kräftig unsere Lebensenergie unseren Körper durchläuft.

Längst bevor grob-organische Schäden eingetreten sind, bereiten sich Krankheiten im Geheimen durch eine Störung in unserem Energiehaushalt vor. Daß es diese Kräfte gibt, ist jedem Menschen mit gesundem Verstand klar: Abends sind wir ausgelaugt und haben keine Energie mehr; morgens fühlen wir uns vom Schlaf erfrischt wieder voller Energie und Tatendrang; in der Stunde des Todes verläßt uns diese Lebensenergie.

Chakren = rgiezentren

Das Wissen von der Bedeutung dieser energetischen Vorgänge für unser Wohlbefinden ist tief in alten Kulturen verwurzelt. So haben die Hindus herausgefunden, daß es sieben Schaltzentren der Lebensenergie gibt, die sie *Chakren* nannten. Sie befinden sich in der Mittellinie des Körpers an Rumpf und Kopf verteilt: Oberhalb des Schambeins – unterhalb des Nabels – über dem Solarplexus in der Magengegend – zwischen den Brustwarzen – in der Höhe des Kehlkopfes – knapp oberhalb der Nasenwurzel in der Stirnmitte, dem Sitz des »dritten Auges« – auf dem Scheitel das sogenannte Kronen-Chakra.

In den Chakren lokalisieren sich Kraftfelder, die sich in ständiger Wirbelbewegung befinden.

Die Kenntnis der Chakren beruht offenbar darauf, daß die Menschen fernöstlicher Kulturen auf besserem Fuß mit ihrem Unterbewußtsein stehen als wir. Jedenfalls haben sie diese Energiewirbel regelrecht gesehen und in wunderschönen Farben aufgezeichnet, wie auf alten Abbildungen zu sehen ist (→ Bücher, die weiterhelfen, Seite 104).

Akupunktur bei Übergewicht

Von den Kraftfeldern der Chakren werden die Energiebahnen, die *Meridiane*, gespeist, die von unserer Lebensenergie in einem bestimmten Rhythmus durchlaufen werden. Auf den Meridianen liegen die Akupunkturpunkte, die mit Nadeln, durch

Massage oder Wärme behandelt werden können. Dadurch ist es äußerst wirksam möglich, verschiedene Krankheits- oder Schmerzzustände günstig zu beeinflussen.

Hilft bei Eßproblemen

Auch bei Übergewicht, vor allem wenn es mit Eßproblemen (→ Seite 99) verbunden ist, möchte ich Ihnen die Akupunktur als unterstützende Therapie empfehlen. Über die Nadelung bestimmter Punkte am Körper lassen sich die Verdauungsorgane stabilisieren; an der Ohrmuschel gibt es einen Punkt, der als »Eßbremse« miteinbezogen werden kann, ein »energetischer Appetitzügler« sozusagen.

● Auch Sie selbst können einen Akupunkturpunkt massieren und damit aktivieren: Er liegt zwischen Kinnspitze und Unterlippe in der Mitte der sich hier bildenden Falte. Massieren Sie entweder mit dem Fingernagel, oder benützen Sie dazu eine grobe Häkelnadel oder etwas Ähnliches. Vor den Mahlzeiten, oder wenn Sie untertags eine Eßanwandlung bekommen, erleichtert es Ihnen diese einfache Methode, Ihren Appetit etwas zu bremsen.

Die fünf Tibeter

Besonders ans Herz legen möchte ich Ihnen noch eine andere Methode, Ihr Energiesystem zu harmonisieren und zu stärken.

Einfache körperliche Übungen

Es handelt sich um fünf einfache körperliche Übungen aus alter Überlieferung tibetanischer Mönche. Genau beschrieben und illustriert sind sie in dem Buch *Die fünf Tibeter* (→ Bücher, die weiterhelfen, Seite 104), das Sie über jede Buchhandlung beziehen können.

Diese Übungen, die mit Gymnastik im eigentlichen Sinn nichts zu tun haben, geben Ihnen die Möglichkeit, Ihr Energiesystem gezielt zu beeinflussen. Das Geheimnis der verblüffenden Wirkung liegt offenbar darin, daß die Chakren mit den sieben wichtigsten Hormondrüsen unseres Körpers energetisch gekoppelt sind. Durch die Übungen werden letztere zu vermehrtem Ausstoß von Hormonen angeregt.

Es liegt auf der Hand, daß unser Aussehen und unser Wohlbefinden entscheidend davon abhängen, wie unsere Geschlechtsdrüsen, die Nebennieren, Thymusdrüse, Schilddrüse, Hirnanhangsdrüse und Zirbeldrüse arbeiten, steuern sie mit ihren Hormonen doch praktisch alle unsere Lebensvorgänge.

Die »Wunderübungen« sind nicht schwer auszuführen. Beginnen Sie langsam und steigern Sie sich allmählich, je nach Ihren

Täglich zwanzig Minuten

Fähigkeiten, bis Sie das volle Programm in den dafür erforderlichen zwanzig Minuten (oder jeweils zehn Minuten morgens und abends) durchziehen können. Einen Tag in der Woche dürfen Sie aussetzen, mehr nicht, sonst läßt die Wirkung nach.

Auch hier gilt der Spruch von Erich Kästner: »Es gibt nichts Gutes, außer man tut es!« Sie werden merken, wie sehr sich der wirklich nicht große Aufwand an Zeit und Konsequenz lohnt!

Entgiftung über die Haut

In dem Kapitel über die Verschlackung des Bindegewebes (→ Seite 21) war bereits die Rede von den Abfallstoffen, die sich hier ansammeln. Der Körper kann sich in erster Linie über Niere und Darm von ihnen befreien, aber wesentlich auch über die Haut.

So unterstützen Sie ihn dabei:

Sauna

Die Auswirkungen der Sauna sind vielfältig und positiv. Hier können Sie sich die Schlacken erfolgreich aus dem Leib schwitzen – einmal die Woche genügt. Außerdem wird durch regelmäßiges Saunabaden das Immunsystem gestärkt; viele Menschen kommen auf diese Weise ohne Erkältung durch den Winter.

Stärkt das Immunsystem

Die Gewichtsabnahme, die Sie nach einem Saunabad verzeichnen, ist allerdings insofern nur Augenauswischerei, als es sich um einen reinen Wasserverlust handelt, den Sie durch Trinken sofort wieder ausgleichen.

Wickel

Zur Entgiftung

Mit Wickeln lassen sich ebenfalls merkliche Entgiftungwirkungen erreichen; man riecht die Schlackenstoffe förmlich aus den Wickeltüchern nach dem Auspacken. Sicher haben Sie damit bei einem grippalen Infekt schon gute Erfahrungen gemacht.

Aber auch ohne Fieber und Schnupfen können Sie sich mit einem Wickel Gutes tun, um Ihren Körper beim Abnehmen und Entschlacken zu unterstützen.

● *So wird eine Ganzkörperpackung gemacht* (Sie brauchen dazu Hilfe): Breiten Sie eine Wolldecke auf Ihrem Bett aus; darüber legen Sie ein trockenes Badelaken und darauf ein Bettuch, das

Sie in kaltes Wasser getaucht und danach gut ausgewrungen haben.

Legen Sie sich auf das Bettuch, und lassen Sie sich fest darin einwickeln, so daß keine lockere Stelle bleibt. Mit raschen Griffen muß danach das Badetuch um Sie geschlagen werden. Lassen Sie sich jetzt je eine vorher vorbereitete Wärmflasche ins Kreuz, unter die Füße und auf den Bauch legen. Zuletzt muß zügig die Wolldecke um Sie gewickelt werden. Bei einer Ganzkörperpackung werden auch die Arme mit eingepackt, bei einer Dreiviertelpackung bleiben die Arme draußen.

Für frische Luft sorgen Wichtig ist auch, für frische Luft im Zimmer zu sorgen. Über den Kopf lassen Sie sich locker ein Frotteetuch legen.

Sie sollen eine Stunde tüchtig schwitzen. Eventuell unter einem Federbett, das Ihnen zusätzlich übergelegt wird. Hinterher duschen Sie sich ab oder nehmen ein Bad (ohne Zusätze), damit die ausgeschiedenen Schlackenstoffe von der Haut gespült werden.

Sie werden spüren, wie wohl Sie sich nach der Prozedur fühlen. Vielleicht gönnen Sie sich eine solche Generalentschlackung regelmäßig am Wochenende, bis Sie Ihr Wunschgewicht erreicht haben.

Rizinusöl-Wickel

Dies ist ein »Geheimtip« des amerikanischen Heilers *Edgar Cayce*. Die Bauchorgane, speziell Leber, Darm und Bauchspeicheldrüse, werden dadurch günstig beeinflußt.

● *So wird's gemacht:* Reiben Sie Ihren Bauch dick mit Rizinusöl ein, bedecken Sie ihn mit einem Leinenhandtuch, das Sie zuvor in kaltes Wasser getaucht und ausgewrungen haben. Legen Sie darüber ein Frotteetuch und eine nicht zu schwere, nicht zu heiße Wärmflasche. Bleiben Sie damit eine halbe bis eine Stunde liegen. Danach waschen Sie das Rizinusöl ab. **Ein »Geheimtip«**

Dauerbrause

Nachhaltige Entgiftung Sie ist das wirksamste Mittel, um eine nachhaltige Entgiftung über die Haut zu erreichen. Der Patient ruht dabei auf Platten, die lose in die Badewanne eingelegt werden. Durch drei spezielle Duschköpfe, die er selbst über eine Zugvorrichtung bedienen kann, werden Beine und Rumpf nacheinander berieselt: Eine halbe Stunde die Körpervorderseite, eine halbe Stunde die Rückseite.

80

Erstaunliche Wirkung

Die erstaunliche Wirksamkeit der Dauerbrause beruht darauf, daß einerseits ein Massageeffekt durch das Wasser erfolgt und die Schlacken aus der Haut herausgespült werden, andererseits aus der Luft mitgerissener Sauerstoff auf die Haut einwirkt. Die besondere Raffinesse des Modells, das ich in meiner Praxis benutze, besteht darin, daß durch eine Spiraldrehung des Wasserstrahls im Duschkopf eine energetische Aufladung eintritt, die das »tote« Leitungswasser aufwertet.

Eine wesentlich preiswertere, dabei ähnlich wirksame Entgiftungs- und Entschlackungswirkung erreichen Sie mit dem Luftsprudel-Massagebad. Über eine mit Luftdüsen versehene Matte, auf der Sie in der Wanne liegen, wird von einem motorbetriebenen Gebläse Luft in das Wasser eingeleitet, das dann in großen Blasen nach oben sprudelt. Die wohltuenden Folgen sind eine tiefe Reinigungswirkung, wie der anfänglich bestürzend intensive Schmutzrand in der Wanne auch bei Dusch- und Badefans zeigt, und eine bessere Sauerstoffversorgung der Haut sowie eine wirksame Massage vor allem des Rückens mit seinen wichtigen Reflexzonen. Wer die Steigerung des Wohlbefindens mit Hilfe dieses Gerätes einmal erfahren hat, möchte nicht mehr darauf verzichten (Bezugsquelle: → Adressen, die weiterhelfen, Seite 106).

Reinigung und Massage

Bürstenmassage

Durchblutung anregen

Mit Trockenbürsten-Massagen können Sie die Durchblutung der Haut und des darunterliegenden Gewebes kräftig anregen, wodurch die gerade beim Abnehmen erforderliche Entschlackung hilfreich unterstützt wird.

● *So wird's gemacht:* Mit grobem Massagehandschuh oder weicher Bürste (Sanitätsgeschäft) die Beine von unten nach oben, die Arme von den Händen bis zu den Schultern, sowie Bauch, Po und Problemzonen kreisförmig kräftig bürsten, bis die Haut rot und warm ist.

Wichtig: Bei Venenleiden bitte den Arzt fragen, ob diese Anwendung sinnvoll ist.

Abnehmen beginnt im Kopf

Bislang sind wir der Frage nachgegangen, was bei Ihnen auf der körperlichen Ebene entgleist sein könnte, wodurch sich die lästigen Fettpolster bilden konnten, und wie Sie Ihre Ernährung umstellen und die Entschlackung unterstützen sollten, damit Sie sie wieder loswerden.

Für die deprimierende Mißerfolgsbilanz von Abmagerungskuren, gleich welcher Art, und die meist früher oder später eintretenden Rückfälle gibt es nur eine Erklärung: Es hat etwas Wesentliches gefehlt, nämlich das begleitende Steuerungsprogramm im Kopf!

Schließlich bestehen wir nicht nur aus Verdauungsorganen und Stoffwechselvorgängen, die wie Automaten funktionieren. Übergeordnet ist vielmehr ein ebenso raffiniertes wie kompliziertes Steuerungssystem in unserem Gehirn, vergleichbar einem Computer, mit dem es auch die fortschrittlichsten Modelle unserer Technik nicht aufnehmen können.

Der gute Wille reicht oft nicht aus

Ist in Ihrem Gehirn eine falsche Einstellung programmiert, so werden alle Ihre Bemühungen zum Scheitern verurteilt sein!

Obwohl die Forschung auf diesem Gebiet noch in den Anfängen steckt, will ich versuchen, Ihnen ein paar wichtige Grundgedanken darüber zu vermitteln, welche Fehlschaltungen bei Übergewichtigen und Eßgestörten auftreten, und wie Sie auf solche Fehlschaltungen reagieren können.

Falsch programmiert?

Eines werden viele von Ihnen schon erfahren haben: Mit purer Willensstärke ist dabei oft wenig auszurichten! Vermutlich haben auch Sie sich schon gewundert, weswegen Sie – da Sie doch Ihre anderen Ziele stets so sicher und erfolgreich ansteuern – ausgerechnet dann immer wieder scheitern, wenn Sie Ihrem Übergewicht beizukommen versuchen. Wie lautet doch ein berühmtes Zitat: »Der Geist ist willig, doch das Fleisch ist schwach!«

Ihre Vorsätze sind zwar richtig und löblich, doch irgendetwas macht Ihnen immer wieder einen Strich durch die Rechnung.

82

Die Diktatur einer Gewichtsmarke

Da ist zunächst die Sache mit dem »Set point«. Gemeint ist eine individuelle Gewichtsmarke, die Ihr Körper immer wieder anzustreben scheint.

Individueller »Set point«

Viele von Ihnen haben es vielleicht selbst schon bemerkt: Sie haben Ihr ganz bestimmtes Übergewicht, sagen wir 83 oder 87 Kilo. Darüber hinaus nehmen Sie nicht oder nur wenig zu. Haben Sie nun eine Abmagerungskur gemacht, so hat Ihr Körper nichts Eiligeres zu tun, als sich wieder auf eben diesen *Set point* hochzuarbeiten!

Offensichtlich, so vermutet der Ernährungswissenschaftler *Professor Dr. Volker Pudel*, der sich intensiv mit diesem Phänomen beschäftigt hat, hängt der *Set point* stark mit der Anzahl und dem Volumen der Fettzellen zusammen (→ Seite 22).

Das Gewicht wird gesteuert

Reguliert wird das Gewicht, ähnlich wie Computerfunktionen, durch verschiedene biochemische »Befehle«, die vorgeben, wieviel von der Nahrung als Fettgewebe eingelagert und wieviel als Energie verbrannt wird.

Die Drüsen trifft selten Schuld

Hormonelle Einflüsse

Hier spielen auch hormonelle Einflüsse mit hinein, vor allem die der Schilddrüse. Menschen, bei denen diese Drüse übermäßig angeregt ist, stehen immer unter Dampf, verpulvern viel Energie und sind meist dünn bis mager.

Bei einer Unterfunktion der Schilddrüse schaltet der Stoffwechsel in den Spargang. Es wird wenig Energie verbraucht und viel als Fett in das Gewebe eingelagert. Menschen mit Unterfunktion sind meist träge und können sich zu nichts aufraffen. Hat diese Störung stärkere Ausmaße angenommen, so läßt sie sich durch entsprechende Untersuchungen nachweisen.

● Meistens sucht der Arzt bei Übergewichtigen jedoch vergeblich nach Hormon- oder Drüsenstörungen.

Wir haben es hier eben mit einer allgemeinen Verschiebung unserer zentralen Steuerungsmechanismen zu tun, die von keinem Labor erfaßt werden können. So bleibt auch der Begriff des guten oder schlechten *Futterverwerters* eher nebulös und medizinisch gesehen bedeutungslos.

Tatsache jedenfalls bleibt, daß unsere Stoffwechselvorgänge den Körper im Selbstregulierungsverfahren auf ein bestimmtes Gewicht programmieren – eben den *Set point*. Der Organismus pendelt sein Gewicht immer wieder auf diesen Punkt ein, der sich dabei auch nach oben verschieben kann, zum Beispiel dadurch, daß man über einen längeren Zeitraum mehr ißt, als es das natürliche Bedürfnis verlangt; oder umgekehrt dadurch, daß man bei einer drastischen Diät hungert.

Der Set point verlagert sich

Wird der Körper nämlich zu einer Gewichtsabnahme gezwungen, so schaltet er seinen Energieverbrauch auf Sparbetrieb. Der *Set point* aber wird nach oben, in Richtung auf mehr Gewicht verlagert, weil der Körper sozusagen als Vorsorge Fettspeicherung signalisiert.

Gleichzeitig explodiert im Gehirn ein wahres Feuerwerk an Vorstellungen und Fantasien von allem möglichen Eßbaren, um den Appetit anzuregen und den Körper in die Lage zu versetzen, das gerade verlorengegangene Fettpolster möglichst rasch nachzuproduzieren.

Die Zwangsvorstellungen werden schließlich so übermächtig, daß sie die feste Bastion noch so guter Vorsätze einfach überrollen. Das Ende vom Lied ist ein weiteres Versagen an der Diätfront, Schuldgefühle und Minderwertigkeitskomplexe. Die können Sie sich ersparen, wenn Sie die Mechanismen durchschauen und klug unterlaufen!

● Vermeiden Sie alle einschneidenden, drastischen, abrupten und einseitigen Kostumstellungen. Sie laufen Gefahr, den Anfangserfolg von einigen Kilo Gewichtsverlust mit einer weiteren Verschiebung Ihres *Set points* nach oben zu bezahlen!

Drastische Kostumstell vermeiden

Hierin liegt, wie gesagt, der Grund dafür, daß viele nach jeder Abmagerungskur dicker werden, als sie zuvor waren. Besonders heftig kann Sie dieser Bumerang nach dem Fasten treffen, weswegen ich Übergewichtigen in der Regel auch eher davon abrate (⟶ Seite 71).

Regeln der Trennkost einhalten

Wenn Sie nicht hungern, sondern sich satt essen, lediglich nach den Regeln der Trennkost (⟶ Seite 48) leben und Ihre Kohlenhydratmenge reduzieren, wenn Sie sich beim Abnehmen jede Menge Zeit lassen und Ihren Organismus nicht zu einer Panikreaktion treiben, durch die das Pendel bald nach der verkehrten Seite ausschlägt, ist Ihnen der Erfolg sicher!

Das Bild von der eigenen Figur

Wahrscheinlich hängt der *Set point* im Gehirn eng mit dem Gefühl für die eigene Körperform zusammen. So trägt ja auch jeder von uns seine Vorstellung von der eigenen Figur in sich. An diesem Bild orientiert sich der biologische Regelmechanismus

Vorstellung
korrigieren

unseres inneren »Computers« ebenfalls. Wir werden nachher sehen, wie allein durch die Kraft der Gedanken dieses Bild gewissermaßen korrigiert und retuschiert werden kann und wie wirksam sich dadurch die Gewichtsabnahme unterstützen läßt.

Manchmal übrigens stimmen die tatsächlichen Formen unseres Körpers nicht mit dem Bild überein, von dem unsere Vorstellung beherrscht wird. In diesem Fall findet sich zum Beispiel ein Mensch zu dick, ohne daß dies objektiv der Fall ist.

Eine wissenschaftliche Versuchsreihe hat dies deutlich belegt: Einige Personen sollten auf einem Bildschirm mit Lichtpunkten die Konturen ihrer Körperformen nach ihrem Empfinden nachzeichnen. Bei den meisten stimmten Vorstellung und Realität in etwa überein; bei einigen, insbesondere bei Eßgestörten mit Bulimie oder Magersucht, fand sich jedoch teilweise ein groteskes Mißverhältnis: Sie zeichneten sich, obwohl »zaundürr«, als stark übergewichtig. Wieder ein Beweis dafür, daß der Computer in unserem Kopf seine eigenen Vorstellungen programmiert hat.

● Auch Sie sollten sich im Zweifelsfall von Außenstehenden oder Ihrem Arzt bestätigen lassen, ob Sie tatsächlich übergewichtig sind. Immer wieder nämlich werden Abmagerungskuren auch von solchen Menschen unternommen, die sie, objektiv beurteilt, gar nicht nötig haben.

Sind Sie
wirklich über-
gewichtig?

Fehlgesteuertes Eßzentrum

Mit einer anderen Fehlprogrammierung haben wir es ebenfalls häufig zu tun: Das Eßzentrum funktioniert nicht mehr einwandfrei.

Von Natur aus werden unsere Triebe wie Durst, Hunger, Appetit, Schlafbedürfnis, Sexualverhalten von bestimmten Zentren automatisch gesteuert, so daß wir nicht darüber nachdenken müssen. Sie liegen im *Zwischenhirn*, eine Etage unter der Großhirnrinde, in der unsere bewußten Denkvorgänge ablaufen.

Unbewußte
nkvorgänge

Braucht unser Körper Nahrung für seine Energieversorgung, so bekommen wir Hunger und Appetit. Bei Tisch signalisiert das Eßzentrum, wann wir genug gegessen haben.

Bei den meisten Übergewichtigen liegt eine Störung dieser normalen Steuerungsvorgänge vor. Sie haben selten richtigen Hunger, dafür aber ständig Appetit, vorzugsweise auf Brot, Kuchen, Süßigkeiten. Davon können sie riesige Mengen in sich hineinstopfen, das Sättigungssignal bleibt dennoch aus. Die Folgen sind leicht einsehbar: Man ißt viel mehr, als der Organismus zu seiner Energieversorgung braucht. Überflüssiges wird als Fettpolster im Bindegewebe abgelagert (→ Seite 21).

Blutzucker und Eßzentrum

Die Steuerung des Eßzentrums ist eng mit dem Blutzuckerspiegel gekoppelt. Je mehr Kohlenhydrate, vor allem aus Weißmehl und Zucker, konsumiert werden, desto mehr Insulin schüttet die Bauchspeicheldrüse aus. Dies ist ein Hormon, das den Zucker aus dem Blut entweder in die Zellen oder in die Reservespeicher der Leber schafft. Bei vielen Übergewichtigen entwickelt sich nun eine überschießende Insulinproduktion – mit der Gefahr der Erschöpfung der Bauchspeicheldrüse, was irgendwann einen Diabetes zur Folge haben kann!

Durch den Überschuß an Insulin entsteht ein Unterzuckerzustand. Dieser wiederum hat zur Folge, daß dem Eßzentrum signalisiert wird, es müsse sofort wieder Nachschub beschafft werden! Prompt stellt sich Heißhunger ein, besonders auf Süßes, Kuchen oder Brot. Anschließend beginnt das Ganze von vorn. Ein Kreislauf ohne Ende?

Blutzuckerabfall = Heißhunger

So funktioniert Ihre Appetitzentrale wieder richtig

Ziel muß sein, die normale Funktion des Eßzentrums wieder herzustellen.

- Da, wie wir gesehen haben, in erster Linie die Kohlenhydrate und durch sie das Auf und Ab des Blutzuckerspiegels unser Eßzentrum verwirren, muß hier ein Riegel vorgeschoben werden.

- Hände weg von Kohlenhydraten! Statt dessen Gemüse, Salate und Fleisch, heißt die Parole. Schon bald läßt der Heißhunger nach.

Auf Kohlenhydrate verzichten

An anderer Stelle war schon die Rede davon, daß der Hunger bei einer kohlenhydratfreien Diät, zum Beispiel der *Atkins-Diät* (→ Seite 68), innerhalb von drei bis vier Tagen verschwunden ist. Das Eßzentrum ist durch den Verzicht auf Kohlenhydrate zur Ruhe gekommen.

- Fehlgesteuert wird der normale Regulationsmechanismus in unserem Zwischenhirn auch durch *Nahrungsmittel-Allergene*. Wer allergisch ist auf Milch, Eier, Weizen, Brot, Gebäck, Schokolade oder saure Äpfel, ißt davon oft suchtmäßig große Mengen. Auch bei Nahrungsmittel-Allergikern fällt also häufig der normale Sättigungsreflex aus.

Allergene meiden

86

• Dem Ernährungsexperten *Udo Pollmer* verdanken wir den Hinweis, daß auch Lebensmittel-Zusatzstoffe das Sättigungsempfinden blockieren können.

Die Vermeidung von Nahrungsmittel-Allergenen im Essen (→ Seite 37), so Sie von einer Nahrungsmittel-Allergie betroffen sind, und der Verzicht auf Fertigprodukte mit Lebensmittel-Zusatzstoffen ist also der zweite Riegel, den Sie vorschieben müssen, um Ihr außer Rand und Band geratenes Eßzentrum wieder zu harmonisieren.

Keine Fertigprodukte

• Alkohol enthemmt unser Eßzentrum ebenfalls. Daher auch unser Bedürfnis, zum Wein Nüsse, Kekse, Chips oder Salzstangen zu knabbern; oder nach einem feuchtfröhlichen Abend spät nachts in der Küche noch einmal ordentlich zuzulangen.

Alkohol macht Appetit

Mit großer Sicherheit hängt dieses Bedürfnis damit zusammen, daß Alkohol Unterzuckerzustände (→ Seite 86) hervorruft, ebenso wie auch Kaffee und schwarzer Tee. Unter diesem Aspekt wiederhole ich den schon in anderem Zusammenhang gegebenen Rat: Verzichten Sie beim Abnehmen wenigstens zu Anfang ganz auf diese Genußmittel!

• Auch die heutige Fehlernährung, bei der wir uns zwar mit Kalorien vollstopfen, in der aber häufig wichtigste Mineralien und Spurenelemente fehlen, bringt unser Eßzentrum vollkommen aus der Balance. Der Körper hungert bei übervollen Tellern und sendet entsprechende Nachschub-Signale aus.

Unterernährt bei Übergewicht?

Das ist der Grund, warum Ihr Eßbedürfnis nachläßt, wenn Sie sich auf Vollwertkost umstellen, die den Körper veranlaßt, rechtzeitig mit dem Sättigungsreflex »genug« zu signalisieren.

Essen bei Streß

Auf fatale Weise koppelt sich im Gehirn oft ein Energie-Stau infolge von Streß mit unserem Eßzentrum.

Ich glaube, ich erzähle Ihnen nichts Neues: Kaum verspürt man ein Unlustgefühl aus Ärger, Überforderung, Angst, Sorge oder Langeweile, schon stellt sich reflexartig das Signal »Essen« ein. Automatisch wird zur Schokolade gegriffen, die Kühlschranktür geöffnet oder ein Butterbrot gestrichen.

Essen entspannt

Essen ruft ein Gefühl der Entspannung hervor. Dabei schleicht sich ein gefährlicher Suchtmechanismus ein, auf den wir bei den Eßstörungen (→ Seite 99) noch einmal zu sprechen kommen. Entscheidend ist zunächst, sich über diese Zusammenhänge Klarheit zu verschaffen und sie sich bewußt zu machen.

Wichtig

● Beobachten Sie, welche Situationen für Sie Auslöser zum Essen sind. Einen besseren Überblick können Sie sich verschaffen, wenn Sie darüber anfangs Buch führen.

Steuern Sie bewußt!

Ist auf Ihr Eßzentrum, das Hunger, Appetit und Sättigungsreflex automatisch regulieren soll, kein Verlaß mehr, so müssen Sie diese normalerweise unbewußten Vorgänge fürs erste einmal bewußt steuern. Es geht Ihnen dann etwa wie dem Kapitän eines Verkehrsflugzeuges, der auch Situationen kennt, in denen er seinen computergelenkten Autopiloten abschalten und von Hand steuern muß.

Allergene weglassen

- Essen Sie insgesamt regelmäßiger und weniger (ohne zu hungern!).
- Reduzieren Sie Kohlenhydrate.
- Lassen Sie Allergene, Nahrungsmittel-Zusatzstoffe, Kaffee und Alkohol weg.
- Versuchen Sie, den Streß in Ihrem Leben abzubauen.

Regelmäßig und mäßig essen

Sie werden plötzlich feststellen, daß Sie wieder ein richtiges Hunger- und Sättigungsgefühl erleben!

Von jetzt an lassen Sie sich wieder von Ihrem Körper leiten, gewöhnen Sie sich wieder an, nur dann etwas zu essen, wenn Sie Hunger haben, und hören Sie zu essen auf, wenn Sie satt sind. Dann haben Sie die erste Schlacht im Kampf um Ihr Normalgewicht bereits gewonnen!

Sehen Sie zu, daß Sie diese vorübergehende Phase der bewußten Steuerung Ihrer Nahrungsaufnahme so rasch wie möglich wieder beenden und Ihre Eßgewohnheiten nach Normalisierung der natürlichen Regulationsmechanismen wieder Ihrem Unterbewußtsein anvertrauen können.

Den Signalen des Körpers vertrauen

Der ständige Gedanke daran, was, wieviel und wie Sie essen sollen, ufert sonst nämlich leicht zur fixen Idee aus und beherrscht Ihr ganzes Denken. Das wäre der Weg in die falsche Richtung, wie sich sofort beweisen läßt: Versuchen Sie einmal, richtig zu gehen, indem Sie bewußt einen Schritt vor den anderen setzen – das beste Mittel, um über die eigenen Beine zu stolpern!

Über Ihr Unterbewußtsein

Für Sie, die Sie mit Ihren Pfunden ringen, ist es wichtig, über die Rolle unseres Unterbewußtseins Näheres zu erfahren. Denn nur, wenn Sie verstehen, welche Aufgaben ihm zukommen, nach welchen Regeln es funktioniert, wie es alle unsere guten Vorsätze entweder sabotieren oder höchst wirksam fördern kann, werden Sie in der Lage sein, das Problem Übergewicht in den Griff zu bekommen.

Wer sein Unterbewußtsein nicht zum Mitstreiter macht, sondern von heute auf morgen in seiner Denkzentrale, dem Großhirn, beschließt: »Jetzt wird alles ganz anders!«, dem wird das Unterbewußtsein sehr bald eine lange Nase drehen und ihn spüren lassen: »Da spiele ich nicht mit!«. Dann aber werden Sie samt Ihrem Großhirn mit Sicherheit den Kürzeren ziehen und sich sehr bald eingestehen müssen, daß Sie es wieder einmal nicht geschafft haben. Das gerade soll Ihnen ja doch nicht passieren.

Wir handeln weitgehend unbewußt

Es wird Sie vielleicht wundern, daß unser Handeln nur zu zehn Prozent von Denkvorgängen in unserem Großhirn bestimmt wird; neunzig Prozent laufen über entwicklungsgeschichtlich ältere Hirnteile ab. Das Zwischenhirn (→ Seite 85), in dem unsere Triebe wie auch Hunger und Sättigung gesteuert werden, haben Sie schon kennengelernt.

Alles, was wir einmal gelernt haben und was sich bewährt hat, wird dem Unterbewußtsein übertragen. Darum brauchen wir uns nicht mehr zu kümmern. Essen, Trinken, Gehen, Zähneputzen, Autofahren, Maschineschreiben, Nähen und Putzen – all diese Tätigkeiten, aus denen der größte Teil unseres Tages besteht – beanspruchen unser Denken nicht mehr. Sie laufen automatisch gesteuert ab.

Wir sagen dann: »Es ist mir zur Gewohnheit geworden.«

Zur Gewohnheit geworden

Wieder einmal staunt man darüber, was sich die Natur hat einfallen lassen, damit wir den Kopf frei haben für Geschäfte und Konferenzen, für die Entscheidung, ob uns das gelbe oder das blaue Kleid besser steht, in der Schule ein Gedicht zu lernen oder ein Buch über Gewichtsprobleme zu schreiben.

89

Der Diener in unserem Inneren

Dieses nützliche Zentrum in uns, unser Unterbewußtsein, kommt mir stets so vor wie ein treues Faktotum, das uns alle lästige Arbeit abnimmt, damit wir, »die Herrschaft«, uns Höherem zuwenden können.

Wir könnten diesen Vergleich einmal durchspielen und unserem Faktotum einen Namen geben. Nennen wir es Charly. Charly hat, wie alle Dienstboten, gute und schlechte Eigenschaften, wie wir sehen werden. Es lohnt sich, sie etwas näher kennenzulernen. Denn wir sind ja auf seine Dienste angewiesen, und je besser wir ihn verstehen, desto besser wird er uns dienen.

Treu und zuverlässig Charlys größte Tugend: Er ist uns treu ergeben, stets um unser Wohl bemüht und von äußerster Zuverlässigkeit. Hat er seine Aufgabe einmal verstanden, so führt er sie perfekt mit immer gleichbleibender Präzision aus – genau so wie es sich ein Diener angewöhnt hat, pünktlich um zwölf Uhr das Dinner zu servieren, am Montag das Silber zu putzen und am Freitag die Rosenbeete vom Unkraut zu befreien.

Wir können uns da ganz auf Charly verlassen und brauchen uns in Haus und Hof um nichts mehr zu kümmern. Charly hat es gern, wenn alles schön nach »Schema F« geht und ist sehr stolz, wenn der Haushalt läuft wie geschmiert.

Veränderungen liebt Charly überhaupt nicht; umstellen mag er sich gar nicht gern. Nichts ist ihm verhaßter, als wenn plötzlich etwas anders gemacht werden soll. Beschließen wir also, daß ab jetzt nicht mehr um zwölf, sondern um dreizehn Uhr gegessen werden soll, und daß das Silber nicht mehr montags, sondern dienstags geputzt wird, so gerät Charly aus dem Takt. Er kann dann sogar sehr bockig werden und darauf bestehen, daß alles so beibehalten wird wie bisher. Stur steht nach wie vor um zwölf Uhr die Suppe auf dem Tisch – auch wenn wir ihm noch so viele Verweise erteilen. **Höchst unbeliebt: Veränderun**

Überlegen Sie nun einmal, wie schwer es Ihnen in der Tat fällt, eingefleischte Gewohnheiten abzulegen. Wenn Ihnen Ihr Zahnarzt erklärt, daß Sie sich Ihr ganzes Leben lang die Zähne falsch geputzt haben, so nützt es Ihnen gar nichts, daß Sie *einsehen*, wie Sie es richtig machen müssen. Charly wird Ihnen auch hier noch eine ganze Weile eigensinnig die Zahnbürste führen und es Sie so weitermachen lassen, wie Sie es immer gemacht haben.

Der Mensch ist ein Gewohnheitstier, sagt der Volksmund. Das

trifft in zweierlei Hinsicht ins Schwarze: Wir werden von unseren Gewohnheiten gegängelt und sind ihnen ausgeliefert. Das heißt, die *Einsichten*, die uns unser Denkapparat im Großhirn liefert, haben hier wenig zu bestellen.

Wir essen aus Gewohnheit

Ganz besonders eingefleischt aber sind unsere Gewohnheiten, wenn es ums Essen geht. Was wir bevorzugen, wann, wie und wieviel wir essen, ist fest in unser Unterbewußtsein programmiert. Hier schwingt Charly den Löffel!

Wehe, wir lassen uns einfallen, daß es ab morgen keine Marmeladensemmeln und keinen Kuchen mehr gibt, sondern stattdessen Rohkost und Salate. Da spielt Charly gleich gar nicht mehr mit. »Kommt überhaupt nicht in Frage!« lautet sein empörter Kommentar, und er schiebt auch gleich ein perfides Argument hinterher:

Hat uns das Marmeladenbrötchen nicht immer besonders gut geschmeckt? Haben wir die Buttercremetorte nicht genußvoll auf der Zunge zergehen lassen und uns dabei pudelwohl gefühlt? Neumodischen Sachen, so Charlys Philosophie, heißt es zu mißtrauen. Wer weiß, was der Herrschaft noch alles in den Kopf kommt. Da bleiben wir lieber beim Altbewährten.

Das Vordergründige zählt

Jetzt erkennen Sie eine weitere Eigenschaft unseres Faktotums: Unser lieber Charly ist ein bißchen beschränkt. Übergeordnete Zusammenhänge kann er nicht erfassen, er hält sich mehr ans Vordergründige.

Daß Ihnen Marmeladenbrot und Torte zwar im Moment in der Tat vorzüglich munden, genügt ihm. Daß sie diesen Genuß später bereuen müssen, wenn er Ihnen die unschönen Fettpolster eingetragen hat, kann er nicht überblicken. Und erst recht versteht er nicht, daß Sie eine regelrechte Wut auf sich selbst, oder besser auf ihn, Charly, bekommen, wenn Sie immer wieder auf seine süßen Verführungen hereinfallen. Er wird nur noch beleidigt tun und darauf pfeifen, was Sie sich ausgedacht haben, um Ihrem Übergewicht beizukommen.

Sich mit dem Unterbewußten verbünden

Aus dieser verfahrenen Situation führt nur ein Weg: Sie müssen Charly als Verbündeten gewinnen. Die Mühe, die Sie sich mit ihm geben, wird sich rentieren. Denn wenn Sie Charly zum Mitmachen bewegen, statt ihn mit Anordnungen zu überfahren, die ihn überfordern, wird er Ihnen auch auf dem Weg zu Ihrem Ziel, der Gewichtsabnahme, eine unschätzbare Hilfe sein.

Vom Umgang mit dem Unterbewußtsein

Wie Sie in einer solchen Situation am wirkungsvollsten mit Ihrem Unterbewußtsein verfahren, wird Ihnen am ehesten klar, wenn Sie sich vorstellen, wie Sie einem Hausangestellten entgegentreten würden, den Sie umerziehen möchten. Sie wissen, mit Diplomatie kommt man in solchen Fällen immer am weitesten.

**Diplomatie –
das Mittel
der Wahl**

Sie werden also einen höflichen Ton anschlagen, Ihrem Charly dafür danken, daß er Ihnen täglich treu dient und seine guten Absichten anerkennen, selbst wenn er Ihnen mangels besserer Einsicht teilweise mehr geschadet als genutzt hat.

Sie werden das, was Sie anders haben möchten, in aller Ruhe mit Ihrem Charly besprechen, ihm die Gründe erklären, ihm einfache, klare Anweisungen geben und viel Geduld aufbringen. Dabei werden Sie die Taktik der kleinen Schritte einschlagen, um Charly nicht zu überfordern. Denn Sie wissen ja, er ist ein bißchen schwerfällig und hängt am Gewohnten. Wenn Sie ihn aber langsam und behutsam auf die neue Linie eingeschworen haben, wird er Sie ergeben und in alter Zuverlässigkeit auf dem neuen Kurs unterstützen.

**Taktik
der kleinen
Schritte**

Vielleicht erscheint Ihnen diese Vorstellung von Ihrem Unterbewußtsein der Sache nicht recht angemessen. Ich bin damit auf Kursen über *Silva-mind-control* und *Neurolinguistische Programmierung* (— Seite 106) bekannt gemacht worden, zwei therapeutische Richtungen aus den USA, die sich vor allem der Kontaktaufnahme mit dem Unterbewußtsein und seiner Umprogrammierung widmen.

**Therapien
aus den USA**

Genau dies scheint mir der Kernpunkt jeder Änderung im psychischen Bereich zu sein: besser an das Unterbewußte heranzukommen, eingeschliffene Fehlschaltungen zu löschen, Blockaden aufzulösen und nützlichere Verhaltensweisen einzuüben.

Die meisten Menschen leben heute überwiegend vom Kopf aus und machen von dem natürlichen Draht zu ihrem Unterbewußtsein keinen Gebrauch. Ein großer Fehler, denn außer daß es uns durch die Übernahme von Gewohnheiten entlastet, ist das Unterbewußtsein oftmals doch klüger als unser kluger Kopf.

Haben Sie nicht manchmal ein ungutes Gefühl im Bauch gehabt, wenn Sie dabei waren, eine Fehlentscheidung zu treffen? Mit diesem unguten Gefühl will Charly Sie vor einer Dummheit bewahren, und Sie täten gut daran, ihm zu vertrauen.

**Kontakt-
aufnahme**

Wie kommen Sie nun aber mit Ihrem Charly, oder wie immer Sie Ihr Unterbewußtsein nennen wollen, in Kontakt?

Am besten geschieht das in einem geistigen Zustand des Dösens, des Tagträumens oder im Halbschlaf. Sie erreichen ihn beispielsweise in der Hypnose, beim Meditieren oder einfach dadurch, daß Sie in einem ruhigen Zimmer lange unverwandt in die Flamme einer Kerze blicken.

Sie können aber auch mit geschlossenen Augen, bequem in einen Sessel zurückgelehnt, langsam von fünfundzwanzig rückwärts bis eins zählen. Anschließend stellen Sie sich einen Raum vor, in dem Sie sich besonders wohlfühlen, oder auch eine geschützte Höhle oder, wenn Ihnen das lieber ist, ein helles, klar gegliedertes Laboratorium mit lauter blitzenden Geräten.

Diesen Raum machen Sie zum Treffpunkt, wann immer Sie mit Ihrem Unterbewußtsein in Kontakt zu treten wünschen. Geben Sie Ihrem Diener nicht nur einen Namen, sondern stellen Sie sich auch genau vor, wie er (oder sie) aussieht. Vielleicht hat diese Gestalt Ähnlichkeit mit jemandem, dem Sie Vertrauen entgegenbringen.

**Einfache
Hilfen**

• Besprechen Sie nun Ihre Probleme – speziell auch die Ihres Übergewichtes – mit dieser Person und stellen Sie ihr dar, wie Sie sich die Lösung gedacht haben.

• Benutzen Sie dafür eine Bildersprache, denn unser Unterbewußtsein reagiert vor allem auf Bilder und plastische Vorstellungen.

• Präsentieren Sie Ihrem Unterbewußtsein ein Bild von sich, wie Sie sich gerne hätten: mit schlanker, biegsamer Taille, schmalem Gesicht, fröhlich, beweglich und anmutig. Vielleicht tanzen Sie gerade einen Walzer in einem Kleid, das Ihnen besonders gut steht.

• Oder, als Mann, stellen Sie sich vor, wie Sie in einem neuen Anzug, rank und schlank, bei einer Besprechung vor Kollegen selbstsicher einen Vortrag halten, oder wie Sie auf dem Sportplatz allen anderen davonspurten.

**Bitte um
Mitarbeit**

• Bitten Sie Ihr Unterbewußtsein, daran zu arbeiten, daß dieses Bild Wirklichkeit wird, und präsentieren Sie es ihm immer wieder, wo Sie gehen und stehen, in der Badewanne oder im Omnibus.

● Es ist unendlich wichtig, daß Sie die falsche Programmierung in Ihrem Kopf löschen, die Ihnen täglich sagt, Sie seien dick, häßlich und nicht begehrenswert.

93

Sich selbst lieben

Manche bringen es fertig, sich in Gedanken sogar als »fette Sau« zu beschimpfen. So dürfen Sie nicht mit sich umgehen, sonst fixieren Sie dieses Bild in Ihrem Kopf und kommen nicht davon los. Setzen Sie sich in Gedanken also in ein besseres Licht, lernen Sie, sich selbst zu lieben und anzunehmen. »Be good to yourself!« sagt man im Englischen. Ja, lernen Sie, lieb und nett zu sich selbst zu sein. Sonst wird aus Ihren Vorsätzen abzunehmen nichts werden!

Hilfe aus eigener Kraft

Ihr Unterbewußtsein nagelt Sie auf das Negativ-Bild fest, das Sie von sich haben. Sie haben vorhin von dem *Set point* gehört, der individuellen Gewichtsmarke, auf die Ihr Körper sich festgelegt hat und die er immer wieder zu erreichen sucht. Durch die Kraft Ihrer Gedanken und Vorstellungen können Sie diese Gewichtsmarke nach unten verschieben. Dabei ist es, wie gesagt, nicht so wirksam, sich das Traumgewicht in Kilo abstrakt einzuprogrammieren. Stellen Sie sich lieber ein möglichst lebendiges und farbiges Bild von sich vor, wie Sie mit Ihrem Traumgewicht aussehen und sich bewegen. Bewährt hat sich auch, dem Unterbewußtsein die guten Vorsätze in Leuchtschrift vorzuführen: Zum Beispiel: »Ich esse wenig und kontrolliert«. Diesen Satz denken Sie sich in großen farbigen Lettern in den Himmel geschrieben oder an die Zimmerdecke, bis Sie ihn förmlich sehen und er in Ihrem Unterbewußtsein verankert ist.

Negativformen vermeiden

● Vermeiden Sie auf jeden Fall Formulierungen in Negativ- oder Verbotsform wie »Ich darf kein Brot mehr essen!«, sondern sagen Sie lieber »Brot ist mir gleichgültig!«.

Die Anonymen Alkoholiker, eine der erfolgreichsten Selbsthilfegruppen im Kampf gegen die Alkoholabhängigkeit, nehmen sich jeweils nur vor, »in den nächsten vierundzwanzig Stunden« kein Glas anzurühren. Ich empfehle Ihnen, diese Taktik auf Ihre Vorsätze in bezug auf Ihr Essensproblem zu übertragen. Das Wort »Nie mehr!« schockiert Ihr Unterbewußtsein. Vermeiden Sie es. Erreichen Sie Ihr Ziel in kleinen Schritten von je vierundzwanzig Stunden!

Auf Erfolg einstimmen

Stimmen Sie Ihr Unterbewußtsein auf Erfolg ein, unter dem Motto: Das schaffen wir ganz bestimmt! Verbannen Sie sofort jeden Gedanken des Zweifels. Eine Reihe von Büchern, von denen ich Ihnen im Anhang einige nenne (→ Bücher, die weiterhelfen, Seite 104), werden Ihnen dabei helfen, das *positive Denken* einzuüben. Es wird Ihnen nicht nur beim Abnehmen nützlich sein, sondern auch sonst einiges in Ihrem Leben erleichtern.

Die lieben Mitmenschen

Wenn Sie beschließen, Ihre Kost umzustellen und sich von jetzt an anders zu ernähren, haben Sie nicht nur mit sich selbst zu tun, um damit klarzukommen. Die lieben Mitmenschen wollen darüber auch meist ein Wörtchen mitreden!

Verbündete schaffen

Versuchen Sie, Ihre nächsten Angehörigen, vor allem Ihren Lebenspartner, zu Ihrem Verbündeten zu machen. Erklären Sie ihnen, was Sie vorhaben, und wie Ihnen die Familie dabei helfen kann. Kaum jemand versagt seine Unterstützung, wenn er nett darum gebeten wird. Die meisten werden es sogar gern hören, daß sie bei diesem Unternehmen wichtig sind, und sich mit Ihnen über Ihre Erfolge freuen.

Vielleicht teilen Sie auch die Belohnung, die Sie sich selbst für Erreichtes gesetzt haben, indem Sie Ihren Partner zu einem Theaterbesuch oder etwas Ähnlichem einladen.

Aber auch mit negativen Reaktionen müssen Sie rechnen.

Auf negative Reaktionen gefaßt sein

• Da werden Sie gedrängt, doch ein Stück Kuchen zu essen oder sich noch eine zweite Portion auf den Teller zu laden.

• Da hören Sie spitze Bemerkungen wie »Ach, bist Du schon wieder mal auf einem neuen Diät-Trip! Der wievielte Versuch ist das denn jetzt?«.

• Oder es wird Ihnen eingeredet, daß Sie doch so, wie Sie sind, ganz in Ordnung seien.

• Oder Sie erhalten sonstige gute Ratschläge, die Sie gar nicht erbeten hatten. Gehen Sie – das möchte ich Ihnen auch aus eigener Erfahrung empfehlen – Ihren Weg möglichst unbeirrt und reden Sie darüber nicht, wenn Sie Kommentare befürchten müssen, über die Sie sich nur ärgern.

• Überlegen Sie sich bei Einladungen die jeweils richtige Strategie. Sind Sie Nahrungsmittel-Allergiker, so rufen Sie die Gastgeber vorher an und sagen ihnen, was Sie nicht essen dürfen. Oder Sie entschuldigen sich mit einem verdorbenen Magen, essen entsprechend weniger und halten sich vor allem beim Nachtisch zurück. Das wird meistens akzeptiert.

• Drangsaliert werden Sie nur, wenn Sie an die große Glocke hängen, daß Sie eine Diät machen und abnehmen wollen; also: nicht darüber reden!

Von diesem Augenblick an haben Sie die gleichen Probleme wie Alkoholiker, die nur noch Apfelsaft trinken wollen. Auch ihnen wird zugeredet und eingeredet – oftmals unter dem (un)moralischen Druck einer ganzen Tischrunde –, daß ein Glas Wein, ein Schnaps doch eine läßliche Sünde seien.

Gelassen bleiben

Das hängt damit zusammen, daß die meisten Menschen selbst »im Glashaus sitzen« und wissen, daß sie zuviel essen, zu dick sind, zuviel Alkohol trinken. Sie können es nicht vertragen, wenn jemand aus der Gemeinschaft ihrer Schwächen aussteigen will. Reizen Sie Ihre Umwelt also möglichst nicht, gehen Sie locker auf ein anderes Gesprächsthema über.

Glücklicherweise können Sie nach meinem Konzept auch mal »alle Fünfe gerade sein lassen«, nach dem Motto: Einmal ist keinmal. Dafür fassen Sie am nächsten Tag wieder Tritt. Sie wollen ja keine Gewaltkur machen, sondern durch eine grundsätzliche Kostumstellung eine langsame, aber dafür dauerhafte Gewichtsabnahme erzielen. Auch die Einladung zum Essen in einem Restaurant müssen Sie nicht ausschlagen. Ein Fischgericht mit Gemüse oder Steak mit Salat gibt es überall. Verderben Sie den anderen nicht den Appetit, indem Sie in drei Salatblättern herumstochern. Auf den Eisbecher mit Sahne können Sie ja verzichten und sich, wenn ein Nachtisch sein muß, stattdessen zum Beispiel rote Grütze bestellen.

Behalten Sie Ihren Humor

Nehmen Sie Ihre guten Vorsätze zwar ernst, werden Sie aber nicht verbissen, sondern gehen Sie Ihrem Ziel mit Gelassenheit und Humor entgegen!

Abnehmen bei Kindern

Wollen Sie Kinder zum Abnehmen bewegen, müssen Sie sich vorher genau überlegen, wie Sie dabei vorgehen werden.

Folgende Punkte sollten Sie besonders beachten:

Ernährungs-fehler Süßigkeiten sind auch bei Kindern schon Dickmacher und nicht nur das: Kinder, die viel naschen, sind *häufig krank*, entwickeln *Allergien* und *verlieren den Appetit* auf gesunde Kost. Manchen ist überhaupt kein Salatblatt, kein Löffel Gemüse und kein Stück Obst mehr beizubringen. Ihr Geschmack ist bereits verdorben.

Genauso, wie Ihrem Kind der Hang zum Süßen anerzogen worden ist, können Sie ihm diese Sucht wieder abgewöhnen. Leicht ist das allerdings nicht.

• Gehen Sie behutsam vor, indem Sie keine Süßigkeiten mehr kaufen und dem Kind stattdessen Mandeln oder, in Maßen, Trockenfrüchte anbieten. Das vielgeliebte Eis können Sie selbst mit gesunden Zutaten herstellen (→ Seite 67).

• Steigen Sie schrittweise auf vollwertige Kost um. Mischen Sie zunächst Weißmehl mit Vollkornmehl; bereiten Sie Salate mit Sahne, Rosinen und Äpfeln zu, damit sie etwas süß schmecken.

• Überlegen Sie sich in Ruhe Rezepte oder lassen Sie sich durch entsprechende Lektüre dazu anregen (→ Bücher, die weiterhelfen, Seite 104).

Behutsam aufbauen • Schleichen Sie sich mit der gesunden Kost ein, ohne daß Ihr Kind es groß merkt. Mit der Zeit wird es Gesundes bevorzugen und von sich aus keine Süßigkeiten mehr verlangen.

• Setzen Sie sich bei wohlmeinenden, aber unvernünftigen Großeltern und anderen Verwandten durch. Geben Sie ihnen konkrete Tips, womit Sie dem Kind anstelle von Süßigkeiten eine Freude machen können.

Allergie bei Kindern ● Denken Sie daran, daß bei vielen übergewichtigen Kindern eine Nahrungsmittel-Allergie vorliegt.

Besonders verdächtig ist, wenn Ihr Kind als Säugling Verdauungsprobleme hatte oder an wiederkehrenden Infekten wie Bronchitis, Mittelohreiterung, Angina, Polypen oder großen Mandeln litt oder leidet. In diesem Fall werden Sie keinen Erfolg haben, wenn Sie nicht die Hauptallergene, vor allem Milch und Eier, weglassen, wie ich es Ihnen im Kapitel über Nahrungsmittel-Allergien erklärt habe (→ Seite 37).

Versuchen Sie nicht, Ihrem Kind (und Ihrem Mann) die Vollwertkost dadurch schmackhaft zu machen, daß Sie betonen, wie gesund sie sei. Nach meiner Erfahrung rufen Sie damit meist nur vehemente Ablehnung hervor! Kochen Sie möglichst schmackhaft und einfallsreich und servieren Sie das Essen ohne große Kommentare.

Einfallsreich sein

Besonders raffiniert fand ich den Einfall einer Mutter: Sie aß das »gesunde« Gericht mit Genuß allein mit ihrem Mann. Auf die Frage des Kindes, warum es nicht auch etwas davon bekäme, antwortete sie, das sei »nur etwas für Erwachsene«. Wie erhofft, wurde das Essen für das Kind dadurch besonders begehrenswert. Auf seine Bitten hin »durfte« das Kind dann an dem »Erwachsenenessen« teilhaben – es bekam auch seine Portion, die es zufrieden aufaß. Sie sehen, man muß sich nur etwas einfallen lassen.

Selbstverständlich sollte sein, daß sich die Familie mit dem Kind, das abnehmen soll oder möchte, solidarisch erklärt und nicht vor dessen Augen Unerlaubtes ißt. Das dürfte nicht zu schwerfallen, denn es handelt sich ja bei meinen Vorschlägen nicht um eine drastische einseitige Diät, sondern um eine Kostumstellung, die alle im Interesse ihrer Gesundheit mitmachen können.

● Mein Rat: Wichtig sind Belohnungen, die sich das Kind erwirbt, indem es sich an getroffene Abmachungen hält. Bewährt hat es sich, Punkte zu verteilen für jeden Tag, an dem das Kind konsequent geblieben ist – an dem es vor allem auf Süßigkeiten verzichtet hat! Für eine bestimmte Anzahl von Punkten wird ihm dann ein Wunsch erfüllt. Dieses Prinzip können Sie auch auf sich selbst anwenden.

Belohnungen sind wichtig

> Die Aussicht auf eine Belohnung wirkt als enormer Verstärker bei Groß und Klein! Für die Umprogrammierung des Unterbewußtseins bewährt es sich mehr, »Wohlverhalten« als verlorene Kilos zu honorieren!

Übergewicht und Eßsucht

Übergewichtige, denen es nicht schwerfällt, ihre Ernährung nach den vorangegangenen Empfehlungen umzustellen, werden im allgemeinen ohne Probleme abnehmen.

Die meisten jedoch haben damit zu kämpfen, daß sie mehr oder minder süchtig essen, und daß diese Sucht oft stärker ist als jeder Wille und jede Einsicht. Sie fühlen sich diesem unwiderstehlichen Eßtrieb geradezu hilflos ausgeliefert, werden von Schuld- und Schamgefühlen geplagt und hassen sich dafür, daß Sie sich nicht beherrschen können.

Unwiderstehlicher Eßtrieb

Obwohl nicht jeder gleich stark betroffen ist, muß die Eßsucht in ihren schweren Formen der Alkohol-, Tabletten- oder Drogensucht gleichgesetzt werden. Wie diese hat auch sie verschiedene Wurzeln, die es aufzuspüren gilt, wenn man die sich daraus ergebenden Ansätze zur Heilung nicht ungenutzt lassen will.

Eine Ursache: Vitalstoffmangel

In früheren Zeiten hat es die Eßsucht, insbesondere die *Bulimie*, bei der sich Eßanfälle und das Herbeiführen von Erbrechen abwechseln, in dem Maß, wie sie heute auftritt, nicht gegeben. Unter Mädchen und jungen Frauen greift diese Störung fast epidemieartig um sich, wobei die Dunkelziffer groß ist. Denn viele leiden im geheimen und scheuen sich davor, sich ihrer Umgebung oder dem Arzt anzuvertrauen.

Seelische Konflikte sind früher, als die Lebensbedingungen im ganzen viel belastender waren, mindestens genau so häufig aufgetreten. Was sich geändert hat, ist in erster Linie unsere Ernährung, die darum auch als Ursache in Betracht gezogen werden muß. Betroffen ist ja gerade die Generation, die mit »junk food«, also mit vitalstoffarmer Mastkost, großgezogen worden ist, das heißt, mit einem Übermaß an Zucker, Süßigkeiten, lappigen Weißmehlprodukten, Kuchen, Keksen, Chips, Pommes frites, Limonade, Cola.

»junk food«

Bei vielen hat sich über die Jahre ein Defizit an Vitalstoffen eingestellt. Ihr Körper hungert nach Vitaminen, Mineralien und Spurenelementen, wie sie in Frischkost, also in Obst, Gemüse, Salaten, Rohkost und Vollkornprodukten enthalten sind. Hinzu kommen die körperfremden Zusatzstoffe in unseren industriell hergestellten Lebensmitteln, die deshalb diesen Namen eigentlich gar nicht mehr verdienen.

Ein trügerisches Wohlgefühl

Allergie und Sucht

Gerade eine derartige Fehlernährung endet fast unausweichlich in einer *Nahrungsmittel-Allergie* (→ Seite 37). Diese nun ist sehr häufig mit suchtmäßigem Essen verbunden! Typisch nämlich ist, daß sich nach dem Genuß eines Allergens vorübergehend ein besonderes Wohlgefühl einstellt, das zu möglichst häufiger Wiederholung verführt.

Heißhunger gerade auf Allergene

Falls Sie zu den Eßsüchtigen gehören, wird es Ihnen durch genaue Beobachtung möglich sein herauszufinden, welche »Genüsse« Ihnen besonders gefährlich werden. Sie können davon ausgehen, daß Nahrungsmittel oder Getränke, auf die Sie besonders »scharf« sind, von denen Sie sogar glauben, »ohne sie nicht leben zu können«, vorrangig verdächtig sind, Allergene zu sein. Und genau diese müssen unbedingt vermieden werden, wenn man die Eßsucht nicht immer wieder hochschaukeln will, so daß sie schließlich nur noch ihren eigenen Gesetzen gehorcht.

● Erfahrungsgemäß werden Eßanfälle vor allem von *kohlenhydratreichen Lebensmitteln* ausgelöst. Betroffene können ein Lied davon singen, wie sie sich noch nachts am Bahnhofskiosk Kekse oder Süßigkeiten beschafft haben. Für einen Blumenkohl aber ist noch kein Eßsüchtiger meilenweit gelaufen!

Blutzucker und Kohlenhydrate

Sicher spielen auch *Unterzuckerzustände* bei der Auslösung von Heißhungeranfällen eine Rolle. Durch die übermäßige Kohlenhydratzufuhr wird nämlich die Bauchspeicheldrüse zu einer Überproduktion von Insulin angeregt (→ Seite 86).

> Die Konsequenz kann nur sein: Alle Kohlenhydrate wie Brot, Gebäck, Süßigkeiten, aber auch Nudeln und Reis stark einschränken, anfangs am besten weglassen!

Die Erfahrung beweist, daß Eßanfälle bei kohlenhydratfreier Diät, wie der *Atkins-Diät* (→ Seite 68), häufig rasch ausbleiben oder stark abgeschwächt werden.

Unterstützend können bei Unterzuckerzuständen L-Carnitin-Kapseln eingenommen werden, zum Beispiel 1 Kapsel 3 x täglich oder bei Bedarf (Bezugsquelle: → Adressen, die weiterhelfen, Seite 106).

Schlankheitswahn und Fasten

Hungern
um der
»Schönheit«
willen?

Auslöser für Eßstörungen ist vor allem bei jungen Mädchen die Befürchtung, sie seien zu dick und würden dem geltenden Schönheitsideal nicht entsprechen. Sie hungern oder fasten – und plötzlich spielt der normale Regulationsmechanismus im Zwischenhirn, das Eßzentrum, verrückt: Es »rächt« sich quasi für die auferlegten Einschränkungen durch eine totale Entfesselung des Eßtriebes, dem das bedauernswerte Opfer hilflos ausgeliefert ist. Als Ausweg aus diesem Dilemma wird anschließend Erbrechen herbeigeführt, ein erniedrigendes Zwangsverhalten, das mit einem beispiellosen Leidensdruck verbunden ist.

Die Opfer der Bulimie, zu deutsch drastisch »Freß-Kotzsucht« genannt, sind durch die damit verbundenen Minderwertigkeits- und Schamgefühle sowie die Verständnislosigkeit ihrer Umgebung gesellschaftlich isoliert und werden oftmals wegen der Kosten ihrer Eßsucht finanziell in den Ruin getrieben.

Bei Bulimie –

Auch in diesem Fall muß untersucht werden, ob eine *Nahrungsmittel-Allergie* (⟶ Seite 37) vorliegt, und der Suchtmechanismus mit fachkundiger Hilfe unterbunden werden, bevor die gewiß auch notwendige *psychotherapeutische Begleittherapie* wirksam werden kann.

– zum Arzt!

● Fasten ist unbedingt zu vermeiden, da sich die Eßsucht danach verstärken kann.

Die psychische Seite

Wenn auch die körperlichen Ursachen der Eßsucht wie:
• Nahrungsmittel-Allergie,
• eine Besiedelung des Darms mit Candida-Pilzen, deren Giftstoffe sich ebenfalls in einer Entgleisung des Eßzentrums auswirken können (⟶ Seite 30),
• eine einseitige, kohlenhydratüberfrachtete Ernährung
nicht übersehen werden dürfen, so müssen doch gleichermaßen die psychisch belastenden Faktoren berücksichtigt werden:

Seelischer
»Zündstoff«

• Konflikte in der Familie, Eheprobleme, Einsamkeit, Unzufriedenheit im Beruf, Überforderung durch übermäßige Arbeitsbelastung, mangelnde Anerkennung und Liebe, Sorgen mit den

Kindern, Angst vor Sexualität – all dieser seelische Zündstoff kann die Eßsucht auslösen und wie ein Perpetuum mobile unterhalten.

Der Schein trügt

Essen entlastet für den Augenblick, man fühlt sich entspannt, verwöhnt sich selbst und ist zufriedener. Ein verhängnisvoller Trugschluß, den uns das Unterbewußtsein hier vorgaukelt! Denn die tiefere Ursache wird dadurch ja nicht gelöst, wir handeln uns damit lediglich den Kummerspeck ein und sonst bleibt alles beim alten.

Hier hilft nur eine schonungslose Inventur des eigenen Innenlebens, bei der Ehrlichkeit sich selbst gegenüber die Voraussetzung dafür ist, zu erkennen, wofür das Essen Ersatz bieten oder welcher Konflikt damit zugedeckt werden soll.

Ehrlich sein sich selbst gegenüber

Setzen Sie all Ihre Fantasie und Tatkraft ein, um Auswege aus scheinbar festgefahrenen Situationen aufzuspüren, ein besseres Verhältnis zu Ihren Mitmenschen herzustellen oder sich bei Umständen, die sich wirklich nicht ändern lassen, zu einer anderen Einstellung durchzuringen.

Harmonie von Körper und Seele

Psyche und Körper stehen in enger Wechselbeziehung zueinander. Ohne Harmonie und Frieden in Ihrer Seele wird Ihnen kein dauerhafter Erfolg im Kampf gegen die wuchernden Pfunde beschieden sein.

Wenn Sie sich nicht selbst helfen können, sollten Sie sich von einem Therapeuten unterstützen lassen. Wählen Sie aus den vielen Möglichkeiten von Familientherapie bis Psychoanalyse die für Ihre Probleme hilfreichste. Leicht ist es nicht, hier für sich selbst den richtigen Weg zu finden; unbedingt notwendig aber gerade für Eßsüchtige ist die Reise in das eigene Innenleben!

Ein Wort danach

Ziel dieses Buches sollte es sein, Sie, liebe Leser, zu Experten in eigener Sache zu machen, Ihnen durch möglichst vielfältige Informationen das Rüstzeug zu vermitteln, das Sie unbedingt brauchen, um Ihrem Problem, dem Übergewicht, in des Wortes wahrer Bedeutung selbst zu Leibe rücken zu können.

Es ist zwar besser, wenn Ihnen ein in Ernährungsfragen bewanderter Arzt oder Heilpraktiker zur Seite steht. Die Erfahrung lehrt jedoch, daß das Verstehen der Vorgänge im eigenen Organismus die beste Voraussetzung dafür ist, daß Sie die überflüssigen Pfunde auf Dauer loswerden. Nicht nur das wollte ich erreichen: Ich hoffe, daß Sie durch meine Ratschläge nicht nur schlanker, sondern auch gesünder und fröhlicher werden!

Den Körper verstehen lernen

Sie werden erfahren, wieviel Spaß es machen kann, sich mit einem so interessanten und faszinierenden Studienobjekt, wie der eigene Körper es ist, näher zu befassen, Zusammenhänge zu erforschen. Lassen Sie sich davon überraschen, wie dankbar Ihr Körper es registriert, wie postitiv er reagiert, wenn Sie vernünftiger mit ihm umgehen.

Beginnen Sie dieses Abenteuer mit Konsequenz und einer klugen Strategie. Aber überfordern Sie sich nicht, sondern bleiben Sie locker und gelassen. Geraten Sie bei Rückfällen, die es geben wird, nicht gleich in Panik. Fassen Sie wieder Tritt und fangen Sie neu an! Sie haben dann ja schon wertvolle Erfahrungen mit sich selbst gesammelt, auf die Sie zurückgreifen können. Und verbauen Sie sich nicht mit dem verbissenen Blick auf die Waage den Sinn für die Schönheiten des Lebens. Die Sonne scheint für uns alle – ob wir nun dick sind oder dünn!

Sich nicht überfordern –

– gelassen bleiben!

Zum Nachschlagen

Bücher, die weiterhelfen

Achterberg, Dr. med. Jeanne, *Die heilende Kraft der Imagination;*
Scherz Verlag, Bern / München

Aliabadi, Chistiane / Lehing, Wolfgang, *Wenn Essen zur Sucht wird;*
Kösel Verlag, München

Andreas, Connirae und Steve, *Gewußt wie. Arbeit mit Sub-
modalitäten und weitere NLP-Interventionen nach Maß;*
Junfermann Verlag, Paderborn

Atkins, Dr. Robert C., *Dr. Atkins Diät-Revolution;* Goverts Krüger
Stahlberg Verlag, Frankfurt

Besser-Siegmund, Cora, *Easy Weight. Der mentale Weg zum
natürlichen Schlanksein;* Econ Verlag, Düsseldorf

Bierach, Alfred, *Schlank im Schlaf durch vertiefte Entspannung;*
Econ Verlag. Düsseldorf

Birkenbihl, Vera F. / Blickhan, Claus / Ulsamer, Dr. Berthold,
Einstieg in die Neuro-Linguistische-Programmierung;
Gabal Schriftenreihe, Speyer

Burger, Guy Claude, *Die Rohkost-Therapie;* Heyne Verlag, München

Calatin, Dr. Anne, *Zeitkrankheit Nahrungsmittelallergien;*
Heyne Verlag, München

Coca, Dr. Arthur F., *Der Pulstest;* Hyperion Verlag, Freiburg

*E-Nummern / Lebensmittel-Zusatzstoffe, Öko-Test-Liste der
E-Nummern;* zu beziehen bei: Öko-Test-Magazin, Postfach 111452,
6000 Frankfurt/Main 11

Elmadfa, Prof.Dr. Ibrahim / Muskat, Prof. Erich / Fritzsche, Dipl. oec.
troph. Doris, *GU Kompaß E-Nummern – Lebensmittel-Zusatzstoffe;* Gräfe und Unzer Verlag, München

Flade, Dr. med. Sigrid, *Allergien natürlich behandeln;* Gräfe und
Unzer Verlag, München

Flade, Dr. med. Sigrid, *Diät für Allergiker. Ratschläge und Rezepte;*
zu beziehen über: Praxis Dr. Flade, Tegernseerstr. 100,
8183 Rottach-Weissach (gegen Einsendung eines Verrechnungs-
schecks über DM 29,30)

Flade, Dr. med. Sigrid, *Neurodermitis natürlich behandeln;* Gräfe
und Unzer Verlag, München

Flade, Dr. med. Sigrid, *Seelische Störungen natürlich behandeln;*
Gräfe und Unzer Verlag, München

Freitag, Erhard F., *Kraftzentrale Unterbewußtsein;* Goldmann
Verlag, München

Gaiwan, Shakti, *Stell Dir vor – Kreativ visualisieren;* Rohwohlt
Verlag, Reinbek

Hansen, Maurice, *E = Eßbar?;* Goldmann Verlag, München

Kapfelsperger, Eva / Pollmer, Udo, *Iß und stirb. Chemie in unserer
Nahrung;* Kiepenheuer & Witsch, Köln

Kelder, Peter, *Die fünf Tibeter;* Integral Lebensreiseführer,
  Wessobrunn
Kinon, Ursula, *Mykosen. Die (un)heimliche Krankheit;*
  Felicitas Hübner Verlag, München
Kusztrich, Imre, *Die Kartoffeldiät;* Mosaik Verlag, München
Lützner, Dr. med. Hellmut, *Wie neugeboren durch Fasten;*
  Gräfe und Unzer Verlag, München
Mackarness, Richard, *Allergien gegen Nahrungsmittel und Chemikalien;* Hippokrates Verlag, Stuttgart
Markus, Harold H. / Finck, Hans, *Ich fühle mich krank und weiß
  nicht warum: Candida albicans, die maskierte Krankheit;* mit
  Hefepilz-Kontrolldiät;* Ehrenwirth Verlag, München
Münzing-Ruef, Ingeborg, *So heilt natürliche Nahrung;* Heyne Verlag,
  München
Randolph, Theron G. / Moss, Ralph W.; *Allergien: Folgen von
  Umweltbelastung und Ernährung;* C.F. Müller Verlag, Karlsruhe
Schmid, Reiner, *Weizengrassaft-Medizin für eine neue Zeit;*
  Verlag Ernährung und Gesundheit, München
Sommer, Walter, *Die Jungmühle;* Walter Sommer Verlag,
  Ahrensburg
Steinbach, Ingo, *Klang-Therapie. Transformation durch heilende
  Klänge;* Verlag Bruno Martin, Südergellersen
Summ, Ursula, *Schlankwerden und Schlankbleiben durch Trennkost;* Haug Verlag, Heidelberg
Vollmar, Klausbernd, *Chakren;* Gräfe und Unzer Verlag, München
Walb, Ludwig, *Die Hay'sche Trennkost;* Haug Verlag, Heidelberg
Wigmore, Ann, *Lebendige Nahrung ist die beste Medizin;*
  Knaur Verlag, München

Kassetten, die weiterhelfen

Dahlke, Dr. med. Rüdiger, *Gewichtsprobleme. Mit Mental-Training
  zum persönlichen Idealgewicht;* Edition Neptun
Du kannst Serie: *Dein Idealgewicht erreichen,* Domtan Productions
Hay, Louise, *Liebe und Verständnis für Dich selbst;* mvg, München
Stein, Arnd, *Idealgewicht ohne Diät;* Verlag für therapeutische
  Medien, Iserlohn

Adressen, die weiterhelfen

Stuhluntersuchungen auf Candida-Pilz:
Labor Dr. Rainer Hauss, Kieler Straße 71, 24340 Eckernförde
Labor L+S GmbH, Mangelsfeld 4, 97708 Bad Bocklet

Dauerbrause Aquafit:
Aqaufit AG, Postfach 32 33, CH-8201 Schaffhausen

L-Carnitin-Kapseln:
Bio-Apotheke, Frauenstraße 70, 80469 München

Luftsprudel-Massagebad:
Heddenheimer Metallwarenfabrik, Eichhornstraße 13,
   78464 Konstanz

Power Cocktail von Green Angel:
Berlings Naturkost, Rudolf-Diesel-Ring 10, 82054 Sauerlach

Siva-mind-control-Kurse:
Auskunft über:
Deutschland: Brigitte Zimmermann-El Nager,
   Eisenacherstraße 101, 12685 Berlin
Schweiz: Elke Rickenach, Hinter Zünen 9, CH-8702 Zollikon
Österreich: Albert Haller, Neubaustraße 26, A-4400 Steyr

Stutenmilch:
Biocura Stutenmilch, Kurgestüt Königsland,
   Am Ring 24, 67752 Wolfstein
Equipmed Diät und Heilmittel, Kurgestüt Hoher Odenwald,
   Königstraße 71, 76829 Landau

Trimilin:
Joachim Heymans Sport-Gymnastik und Therapiebedarf,
   Keltenstraße 4, 82296 Schöngeising

Neuro-Linguistische-Programmierung:
   Trainer-Gemeinschaft Neurolinguisches Programmieren,
   c/o Büro Conrad, Augustenstraße 46 (Rgb.), 80333 München
Aura-, Integrations- und NLP-Training, Einzeltherapie und Seminare,
   Institut für Kongruenztraining, Herrensteig 9,
   78333 Stockach-Wahlwies

Die Telefonnummern zu diesen Adressen können Sie über die
   Auskunft erfahren.

Sachregister

Impressum

© 1994 Gräfe und Unzer Verlag GmbH, München
Inhaltlich unveränderte Neuausgabe von Übergewicht
natürlich behandeln, Gräfe und Unzer Verlag GmbH 1991
Alle Rechte vorbehalten. Nachdruck, auch auszugsweise, sowie
Verbreitung durch Film, Funk und Fernsehen, durch fotomechani-
sche Wiedergabe, Tonträger und Datenverarbeitungssysteme jeder
Art nur mit schriftlicher Genehmigung des Verlages.

Redaktion: Doris Schimmelpfennig-Funke
Lektorat: Carl Hermann Ebbinghaus
Korrektorat: Christine Kohl, Tanja Donkersloot
Herstellung: Felicitas Holdau
Layout und Umschlaggestaltung: Heinz Kraxenberger
Druck: Buch- und Offsetdruckerei Wagner GmbH
Bindung: R. Oldenbourg Graphische Betriebe GmbH

ISBN 3-7742-1352-6

Auflage	7.	6.
Jahr	97	96